田原総一朗

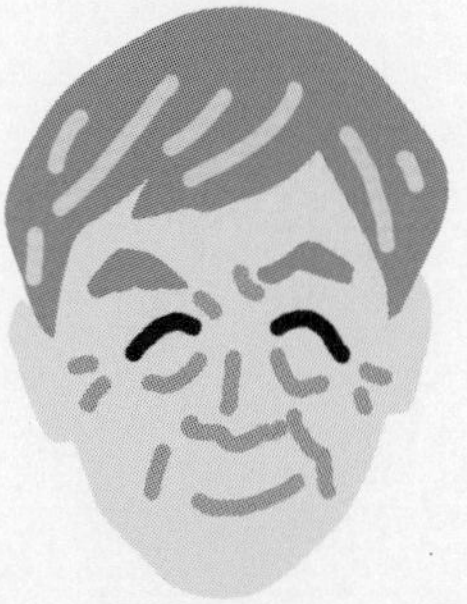

元気に長生き

自律神経の名医が教える生活習慣

順天堂大学医学部教授
小林弘幸

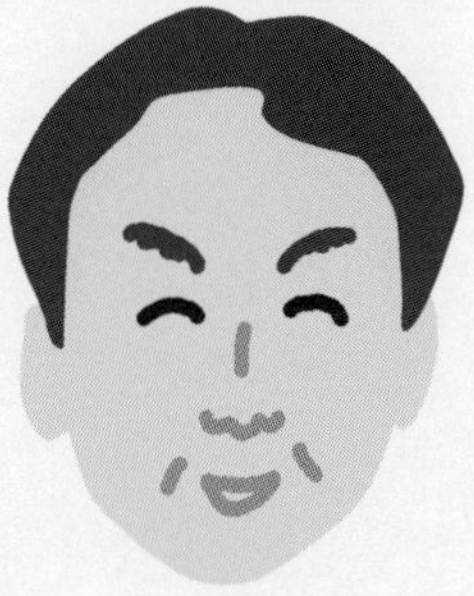

毎日新聞出版

元気に長生き

自律神経の名医が教える生活習慣

はじめに

田原総一朗

　コロナ禍以降、心身の不調を抱える人が増えたといわれている。中でも高齢者が受けた打撃は大きい。外出もままならず、社会的に孤立してしまった人も少なくない。この本の共著者である順天堂大学医学部教授で、自律神経の専門医でもある小林弘幸先生と僕は主治医と患者の関係で、もう10年以上付き合いを続けている。その小林先生によると、コロナ禍で不調を感じる人が増えたことには自律神経が大きく関係しているというのだ。

　実を言うと、僕は小林先生の専門である自律神経にはずいぶん前から興味があった。なぜなら、還暦を迎えた年、自律神経失調症と診断されたことがあるからだ。60歳で消化器系が突然機能しなくなり入院。あらゆる検査をしたものの原因は特定できず、症状は一向によくならなかった。

あれこれ考えた末、原因として思い至ったのが、知り合いに頼まれオーケストラの指揮を受けたことだった。気が乗らないまま練習していたら、消化器系に異常が生じ、便が一切出なくなったのだ。おそらく尋常ではないストレスがかかっていたのだろう。これ以上は無理と思い、主催者にお願いし出演を辞退させてもらったのだが、症状は一向に改善せず、入院して検査した結果、自律神経失調症という診断が下された。退院後もしばらくは、うつのような状態が続いた。この経験があって以来、とにかく気が乗らないことはしない、好きなことだけをすべきだと肝に銘じたのだ。

かなり昔の話にさかのぼるが、高校のとき、僕は不登校のような状態になったことがある。勉強する意味が見出せず、学校に行けなくなったのだ。心配した高校の先生が京都大学の若い哲学者を紹介してくれて、その学者のすすめで禅宗のお寺に泊まりに行った。そこでお坊さん相手に、いろいろなことを語り合った。

なぜ勉強しなければいけないのか、生きるとは何かなど、飽きずに話し続け、最終的に導き出した答えは、人生は一度きりしかない、ならば好きなことをやらなければ損だということだった。この禅宗の寺での経験が、ジャーナリストになろうと思ったきっかけでもある。

高校時代の禅宗の教えと、成人してフリーのジャーナリストになったあとに自律神経失調症で苦しんだ経験から、とにかく好きなことをしようと決めた。その姿勢は89歳になった今も変わらない。

今回、小林先生と改めて自律神経について語り合い、好きなことを貫くという僕の姿勢は自律神経にとてもいい影響を与えると知った。なるほど、僕が89歳になる現在まで健康で仕事を続けられているのは、自律神経がいい状態を保っているおかげなのだと実感した。

小林先生はいつも僕の話に熱心に耳を傾けてくれて、決して押し付けがましくなく、医師として患者に言うべきことははっきり言う。実に信頼に値する医師だ。順天堂大学医学部教授という責任の重い職につきながら、たくさんの著作を執筆され、マスコミに登場する機会も多い。さぞかしストレスを溜め込んでいるのかと思ったら、そうではなかった。自分のやるべきことをやり、あとは天に任せれば、なるようになるというのだ。実に自然体な生き方をされている。おそらく自律神経を整える術《すべ》を自ら実践されているのだろう。

その小林先生が、高齢者は我慢せず、わがままに生きるべきだと言う。それが自律神経を整えるために非常に効果があるというのだ。わがままに生きることが、なぜ自律神経にいい影響を与えるのか、その答えが本書には詳しく書かれている。

さらに自律神経を整えるための生活習慣や、日常生活の中で孤独に陥らないためのコツ、医療に対する考え方や医師との上手な付き合い方、さらには死とどう向き合うべきかなど、多くの高齢者が抱えている不安や悩みについて、僕が彼らの代表として小林先生に問いかけている。これからの人生を楽しく健やかに生きるため、ぜひ、読者の皆さんに参考にしていただければと思う。

元気に長生き　自律神経の名医が教える生活習慣　目次

第2章 日常生活のちょっとした工夫が自律神経を整え、健康寿命を延ばす

年をとるにつれて眠れない、足腰が弱る、滑舌が悪いといって悩む人が増えていく。高齢者特有の悩みは、どうすれば解決できるのだろうか

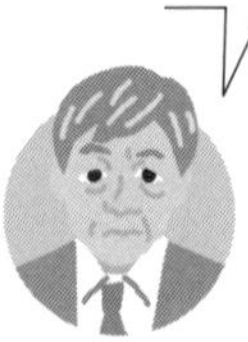

まずは深い呼吸で新鮮な空気を吸い込み、気持ちを楽にします。そして睡眠や入浴を工夫し、軽い運動を行うなどすると、自律神経が整います

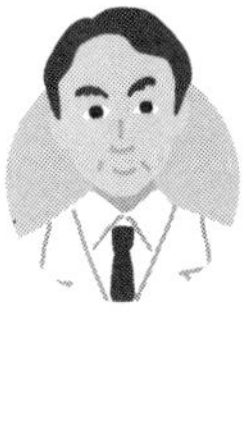

第3章 暮らしに変化を取り入れれば、自律神経が整い毎日ワクワクする

定年退職後、何もすることがなく、新しい出会いもないと嘆く人がいる。高齢だからとあきらめず、どんどんチャレンジするべきだ

定年は人生をリセットし、新しいことを始める好機です。自分の未来に希望を抱いていつも笑顔を心がければ、気持ちも前向きになり、健康な心と体を作ることにもつながります

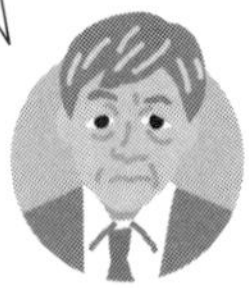

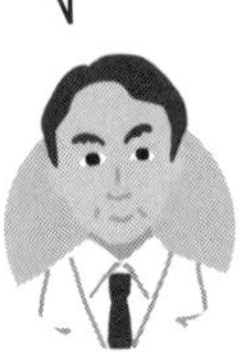

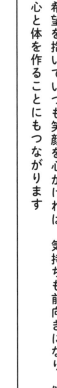

第4章 認知症の進行を抑えるための自律神経の整え方

自律神経を整えることの大切さはよく理解できた。
同時に脳も鍛えたいが、両方叶えるためのコツを教えてほしい

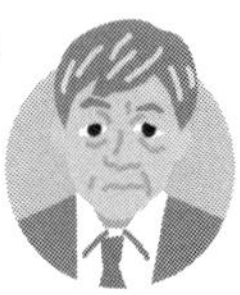

まず、自律神経のサイクルに合わせて脳を使うこと。
そして、やりたいことをやれば脳は活性化されます

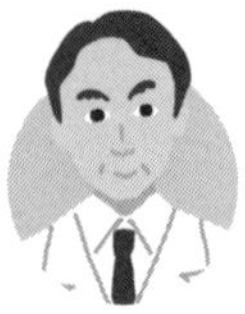

第5章 対談＊患者力を身につけて、機嫌よく生きる

田原総一朗×小林弘幸

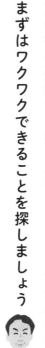

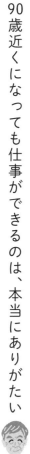

ご自身に限界を作らず挑戦し続ける姿は、励みになります

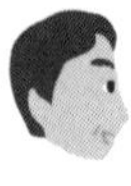

相性のいいかかりつけ医を見つけるのは難しい

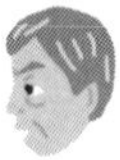

患者を勇気づけることができる、それがいい医師の条件です

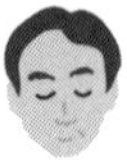

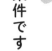

第1章

高齢者と自律神経

――小林弘幸

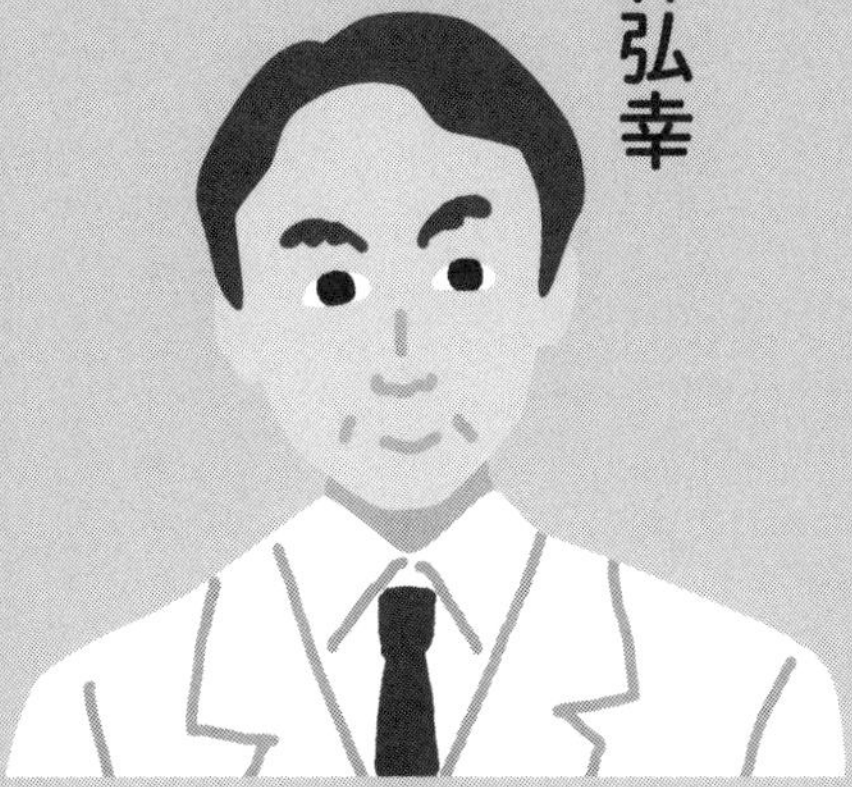

日本人の平均寿命は年々延びています。一方、70歳、80歳と年齢を重ねるにつれて、疲れやすい、眠れない、体調がすぐれず気力がわいてこない……こうした不調を抱える人も増えています。これらの不調は、自律神経の乱れと密接に関わっています。しかも、加齢とともに自律神経のバランスは崩れていくこともわかっています。

つまり、高齢者ほど意識して自律神経を整える必要があるのです。

私はこれまで自身の専門分野である自律神経をテーマに100冊以上の本を執筆してきました。この本では、ジャーナリストの田原総一朗さんとともに、私にとっては初めて「高齢者と自律神経」について真正面から取り組んでいます。

田原さんとは患者と主治医という立場で長年診察を行いながら、時おり会食をご一緒させていただくなどして交流を深めてきました。そこでさまざまなお話をする中で、人生１００年時代を迎えた今こそ、高齢の読者に向けて自律神経のケアの重要性を発信するときだと思い至り、共著を出版することになったのです。

定年退職を迎える60代から、自律神経のバランスを崩す人はいっそう増えていきます。私自身も63歳となり、同年代の友人から気持ちの落ち込みを感じるという話を聞くこともあります。加齢に抗《あらが》うことはできませんが、生活習慣を改めたり考え方を変えたりすることで自律神経を整えれば、心と体を健康な状態に保つことはできます。そうすれば、前向きな気持ちがわいてきます。

本書では、漠然とした不安や老いへの恐怖を解消する方法を具体的にお伝えします。ぜひ実践して、自律神経を味方につける生活を送っていただきたいと思います。

侮ってはいけない、実は怖い高齢者の慢性便秘

第1章では「高齢者と自律神経」と題して、老年期に特に意識したい自律神経の整え方について、基礎的な知識を交えながらお話ししていきます。

田原総一朗さんが、順天堂大学医学部附属順天堂医院で私が開設した「便秘外来」を受診されたのは、東日本大震災後の2012年3月のことでした。便秘で外来を受診とは大げさなと感じる人もいるかもしれませんが、田原さんの場合、腸壁が破れ大量出血するというご経験があるため、便通には人一倍気を遣われていたそうです。そのとき処置を担当した医師から、便秘にはくれぐれも気をつけるようにと言われていたこともあり、1日でも便通がないと不安でたまらなくなるとおっしゃっていました。私のもとを訪れたときも数日間便通がなく、また腸

壁が破れるのではないかと考えたら、いてもたってもいられなくなったそうです。

田原さんにかぎらず、年々、便秘で外来を受診する人は急増しています。

便秘は若い女性に多いと思う方もいるかもしれませんが、実は加齢とともに男性にも増えていきます。日本人の便秘有訴者の年齢・性別を見ると、65歳以上の男女比率はほぼ同数になっています（厚生労働省「2022年国民生活基礎調査」）。便秘は高齢男女の共通の悩みといえるでしょう。

たかが便秘と侮ってはいけません。便秘はあらゆる病気の引き金になると言っても過言ではないのです。

私たちの体は約37兆個の細胞から成り立っています。それらが正しく機能するためには、呼吸により新鮮な酸素を肺に取り込むことに加え、食事で摂取した栄養分を腸で吸収し、それを血液の流れに乗せて全身に届ける必要があります。便秘はこうした大事な働きを滞らせてしまいます。

便秘を放置していると、まず消化吸収能力が落ちていきます。さらに便が腸の中に長くとどまることになるため、そこで発生した腐敗物質や毒素が血流に乗り全身を巡ることになります。つまり、細胞が必要とする栄養分を十分に届けることができなくなるばかりか、血液の状態まで悪化させてしまうのです。その結果、動脈硬化や糖尿病といった生活習慣病を引き起こす恐れもあります。

高齢者に多いのは「弛緩《しかん》性便秘」で、便を押し出す腸のぜん動運動が弱まることで起こります。その原因のひとつとして考えられるのが、「自律神経」の乱れです。

自律神経には「交感神経」と「副交感神経」という2つの神経があり、それぞれがアクセルとブレーキの役割を果たすことで全身の機能を調整しています。腸を例に説明しますと、交感神経の働きが高まるとぜん動運動が弱まり、副交感神経の働きが高まれば活性化します。しかし、加齢とともに副交感神経の働きが低下していくため、腸のぜん動運動が停滞して便秘を引き起こしてしまうのです。高齢者に便秘が多いのは、こうした理由からです。

自律神経の乱れは、肩こりや頭痛、イライラなどさまざまな症状の引き金になります。自律神経のバランスが健康のカギを握っているともいえるのです。

そこで、まずは本書を読み進めるうえで知っておきたい自律神経の働きについて、ご説明しましょう。

私たちの生命をコントロールする自律神経

私たちの体には自分の意思で動かせる部分と、動かせない部分があります。

たとえば、歩いたり走ったり、しゃべったりものをつかんだり、「手・足・口」などを使った動作は自分の意思で行うことができます。それは脳や脊髄《せきずい》からの指令を筋肉に伝えて動かす「運動神経」や「知覚神経」などの働きによるものです。

一方、心臓や血管の動き、呼吸、消化・吸収の働き、体温調節といった人間が生きていくうえで欠かせない機能は、自分の意思で動かしたり止めたりすることはできません。こうした「自分では動かせない」機能を司《つかさど》っているのが「自律神経」です。**自律神経とは、生命維持に必要な機能を調整する神経のことで、脳か**

らの司令を体の各臓器や筋肉に伝える役割を果たしています。

自律神経が休みなく働くことによって、私たちは寝ている間も呼吸をしたり心臓を動かしたりすることができるのです。

自律神経には、人が起きているときに活発に働く「交感神経」と、リラックスしているときや寝ている時間帯に優位になる「副交感神経」の2つがあります(図表1)。

交感神経も副交感神経も私たちの意思とは無関係に24時間働き続け、一日の中でどちらかが優位になる状態を交互に繰り返しています。昼間は交感神経が優位に働くことで心拍数や血圧が上昇し、夜は副交感神経が優位になるため心拍数や血圧は徐々に下降。それに伴い胃腸の働きが活発になります。つまり、心と体が「活動モード」のときは交感神経が、「休息モード」のときは副交感神経が優位に働くというわけです。

たとえば、運動をしている、ウォーキングをしているなどのように、積極的に体を動かしているときは交感神経が優位になっています。また、驚いたり緊張し

図表1●交感神経と副交感神経

自律神経には2種類ある。
交感神経は、活動・緊張させる働き。車にたとえるならアクセル。
副交感神経は、休息・リラックスさせる働き。車にたとえるならブレーキ。

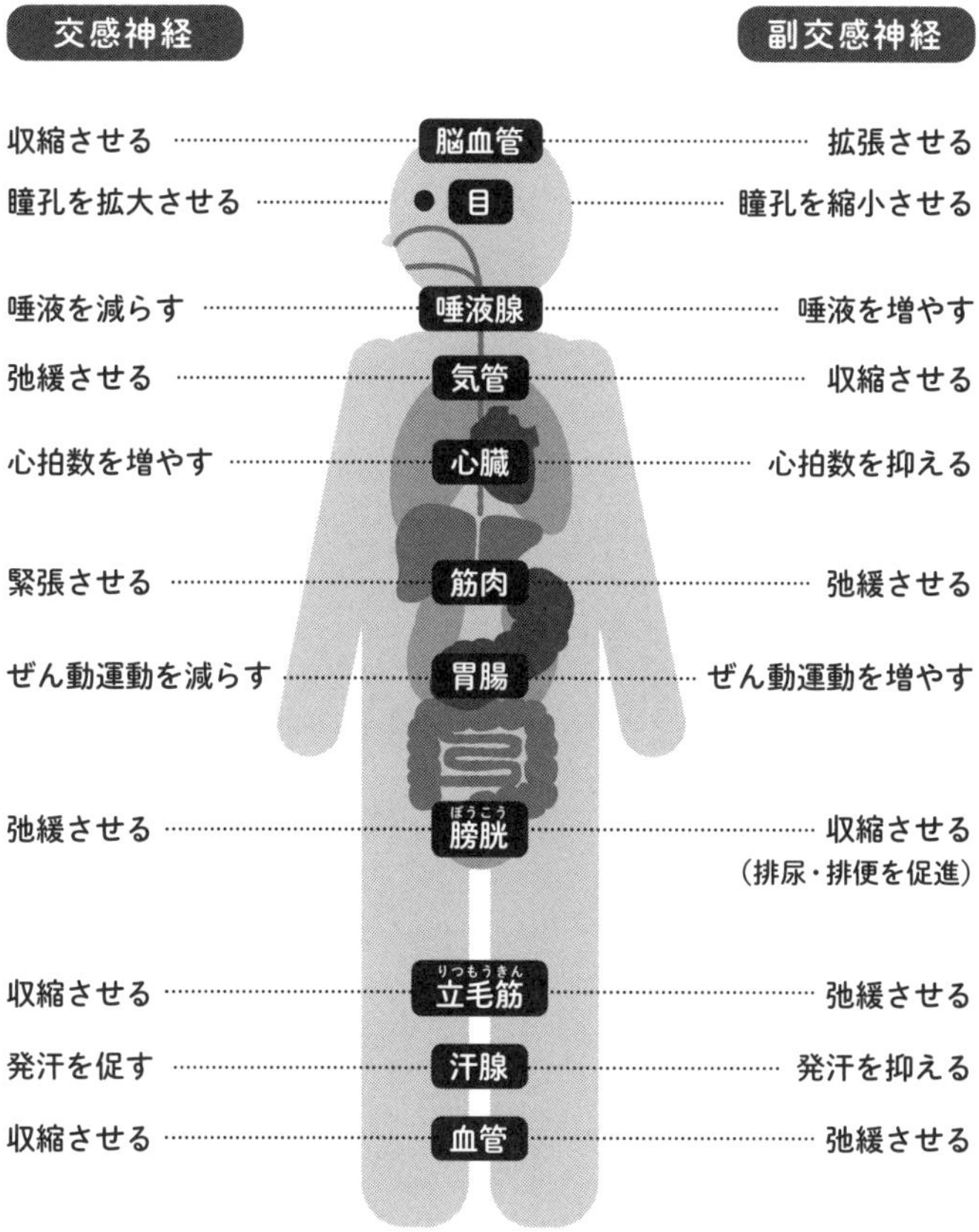

たり、悩みごとを抱えたりと強いストレスを感じているときにも、交感神経が高まります。

一方、ゆったりと好きな音楽を聴いている、入浴している、眠っているなどリラックスして体を休めているときは、副交感神経が優位に働いています。

「優位」と聞くと、どちらか一方だけが働いているというイメージを持つかもしれませんが、**交感神経も副交感神経も常に作用し合い、私たちの行動に合わせて片方の働きが「少しだけ高い」という状態を繰り返しています。**実は、この「少しだけ高い」というバランスを保つことが、健康維持のためにはとても大切なのです。

自律神経は、気温の変化に応じて体温を調節する役割も担っています。暑いときは体温を下げるために自律神経が汗腺を刺激して汗を出し、寒いときは自律神経が末端の血管を収縮させて体温の低下を防いでいるのです。

図表2●交感神経と副交感神経の一日のリズム

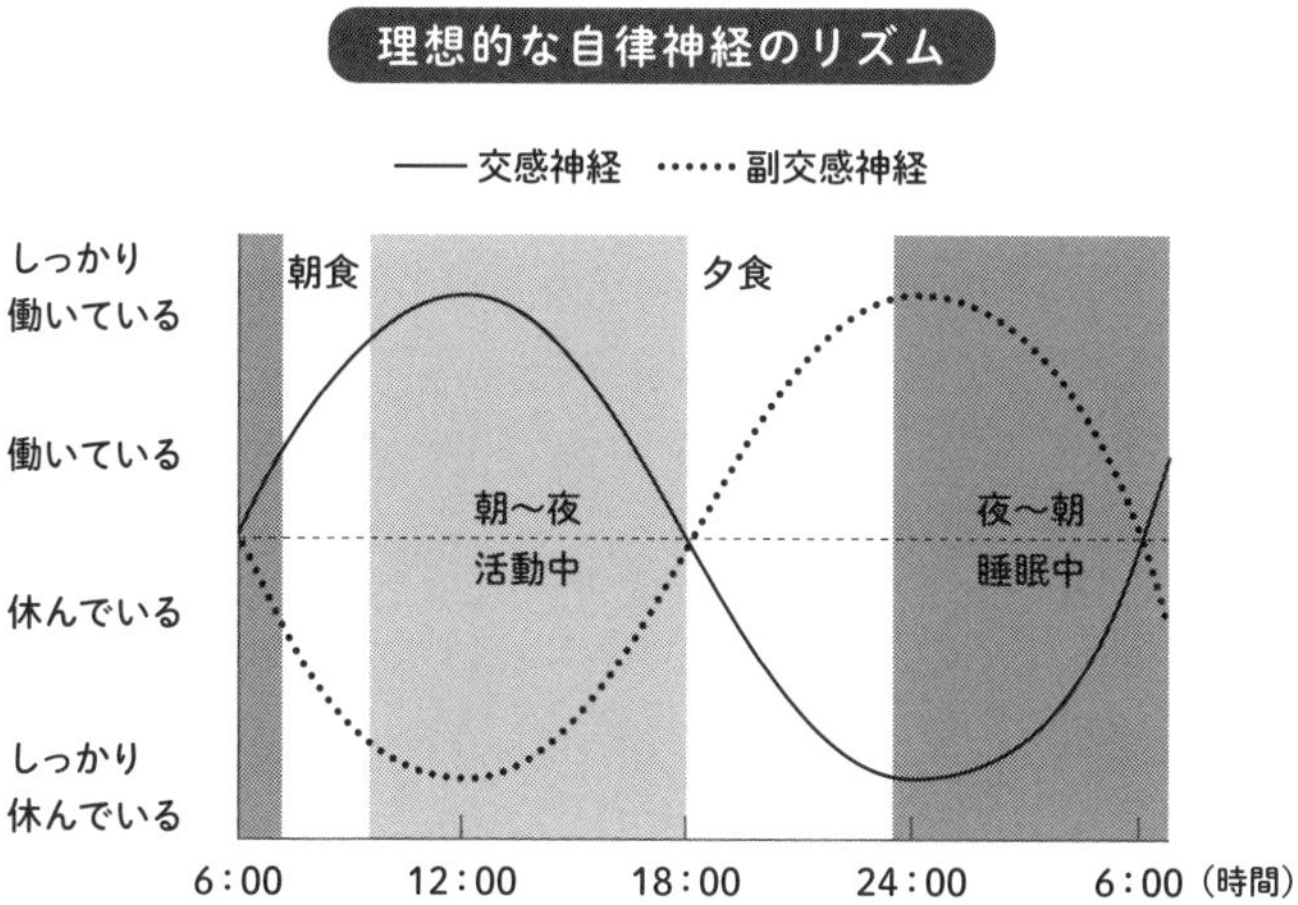

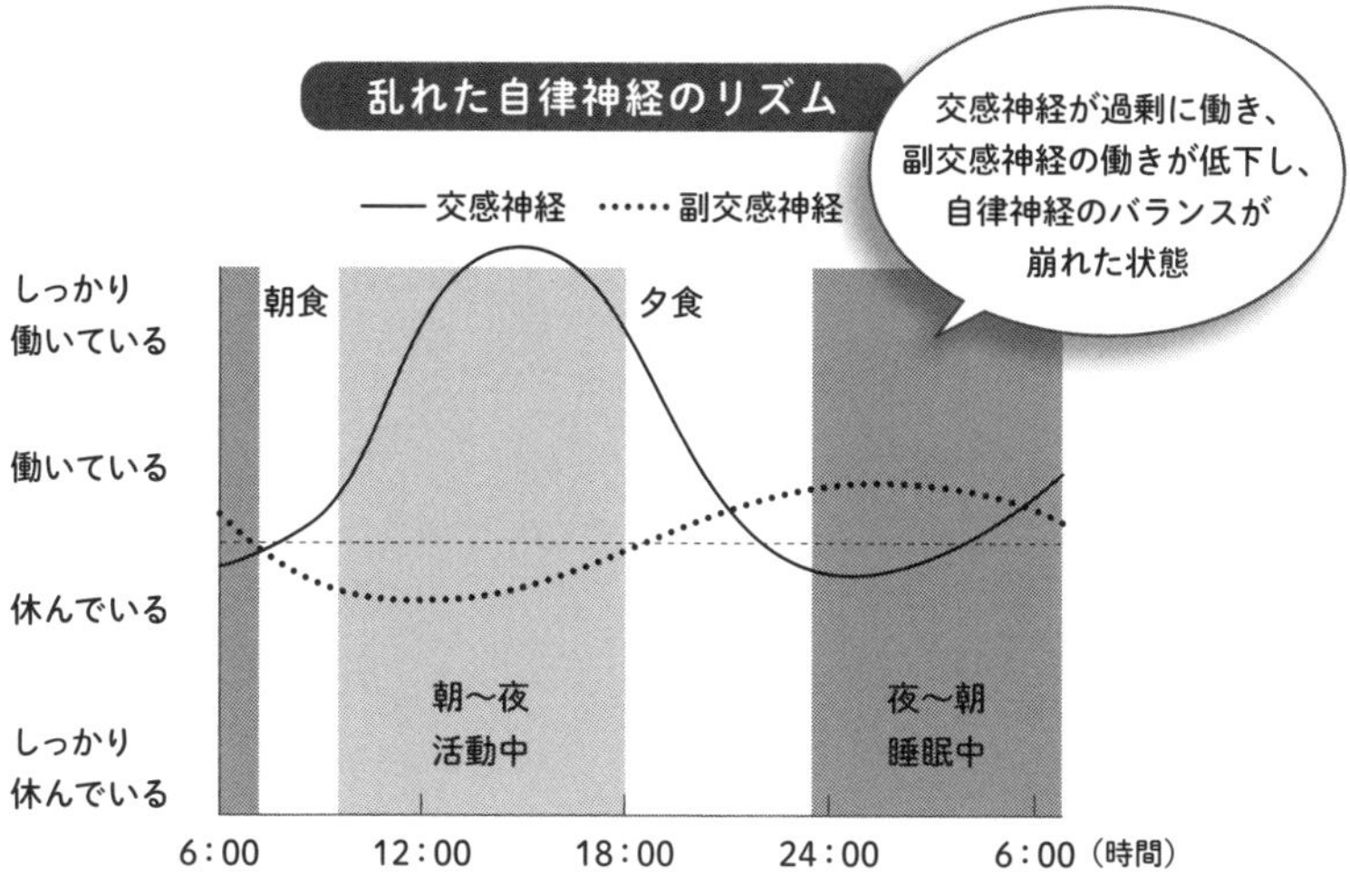

原因不明の不調は、自律神経の乱れが原因だった

心も体も健やかな毎日を送るためには、自律神経を整えることが大切です（図表2）。

ストレスや過労などが原因で交感神経と副交感神経のバランスが崩れ、自律神経が乱れると次のような病気を発症することがあります。

●自律神経失調症

自律神経の乱れが慢性的に続く状態のことです。これといった原因が見つからないまま、全身の倦怠《けんたい》感、頭痛、肩こり、手足のしびれ、動悸《どうき》、不整脈、めまい、不眠など心身にさまざまな不調が表れます。

●神経性胃炎

自律神経の乱れが原因で胃酸が過剰に分泌され、喉がつかえる、胸焼けがする、胃が痛む、胃がもたれるなどの症状を引き起こします。不安や緊張などのストレスを受けて、気分が塞《ふさ》ぐといった精神的な症状を引き起こすこともあります。

●過敏性腸症候群

目立った炎症や潰瘍《かいよう》がないにもかかわらず、腹痛を伴う下痢や便秘などが続きます。下痢と便秘が交互に起こる場合もあります。

●メニエール病

内耳のリンパ液に異常が生じ、聴力や平衡感覚に不調が表れます。主な症状はめまいと難聴で、放置すれば長期化する恐れもあります。

●過呼吸（過換気）症候群

自分の意思とは関係なく、突然浅く速い呼吸を繰り返す疾患です。息苦しさや胸の痛みなど、呼吸困難を伴う症状が表れます。

このように自律神経の乱れは心身のさまざまな不調の引き金になりますが、中でも深刻なのが血流に対する影響です。

健康維持のためには健康な血液が血管をよどみなく流れていることが何より重要です。血液が順調に流れていれば、体が必要とする酸素や栄養を各細胞に届けることができるからです。そして、この血流を司っているのが自律神経なのです。

自律神経の乱れが怒りや落ち込みを誘う

自律神経の乱れは感情も大きく左右します。

ちょっとしたことで腹が立ったりイライラしたりすることは、誰にでもあると思います。ただしその状態が長く続けば、交感神経が過剰に働き自律神経のバランスは崩れます。血流が滞り、脳に十分な酸素と栄養素が行き渡らなくなるため、感情はますます乱れていきます。

しかも、**一度乱れた自律神経は整うまでに3〜4時間かかります。**イライラした状態で数時間も過ごそうものなら、さらに感情が乱れてしまうという悪循環を起こしかねません。

では、副交感神経が優位な状態が長く続けば自律神経にいいかといえば、そういうわけではありません。副交感神経が優位に働いているときは心身ともにリラックスした状態といえますが、副交感神経だけが高まっていると血管はゆるんだままになってしまいます。

前述したように、交感神経と副交感神経は交互に作用し、車のアクセルとブレーキのような役割を果たします。副交感神経というブレーキをかけたままでは、交感神経というアクセルを踏み込めないので、やる気が起きず行動力が弱まっていきます。一日中眠気が取れず、ぼんやりしたまま過ごすことにもなりかねません。そのまま放っておけば、うつ病になる恐れもあるのです。

高齢になって怒りっぽくなった、あるいは口数が減り塞ぎ込むことが多くなったなど、不調を示す症状が表れたら要注意。単なる気持ちの問題と片づけずに、自律神経を整えることに意識を向けてみましょう。

自律神経の働きは加齢とともに衰える

順天堂大学の私たちの研究グループが大規模な調査を行ったところ、個人差はありますが、男性は30代、女性は40代に差しかかったあたりから副交感神経の働きが低下することがわかりました。

交感神経の働きは年齢を重ねてもそれほど変化がないため、交感神経だけが過剰に働くというアンバランスな状態に陥りやすいのです。その結果、感情のコントロールが利かなくなり、ちょっとしたことでイライラしたり、腹が立ったりして、ついつい大声で怒鳴ってしまうことにもなりかねません。最近よくメディアで取り上げられ社会問題化している「キレる老人」についても、こうした自律神経の乱れが大きく関係していると思われます。

前述のように、自律神経は腸の働きとも密接に関わっています。**脳に次いで多くの神経細胞が存在し、精神的な影響を受けやすい腸は「第二の脳」ともいわれます。**ストレスでお腹を下したり便秘になったりする過敏性腸症候群を発症するのは、自律神経と腸が相互に作用し合っているためです。自律神経が乱れると便通に問題が生じ、便通を改善し腸内環境を整えると自律神経も安定します。これを**「脳腸相関」**といいます。症状の改善には薬の服用なども効果はありますが、まずはストレスを取り除いて自律神経を整えることが必要なのです。

自律神経の乱れは、不眠の症状も引き起こします。夜眠れないという悩みを訴える高齢者も多く見られますが、これも副交感神経の働きが低下していることが原因です。

質のいい睡眠をとるためには、昼間に優位に働いていた交感神経を、夜間に副交感神経に切り替える必要があります。加齢によって副交感神経の働きが低下してくると、この切り替えがうまくいかなくなります。その結果、なかなか寝つけず、寝ても浅い眠りになってしまうのです。

不眠が続くと翌日に疲れを持ち越すことになり、次第に疲労が蓄積されていきます。**慢性的な疲労感もまた、高齢者の多くが訴える症状です。疲労の原因は主に血流障害で、ここにも自律神経が大きく関わっています。**副交感神経の働きが低下し、交感神経が過剰に働き続けると血管が収縮し、血流が悪くなります。血液がドロドロになって血管にダメージを及ぼし、頭痛、腰痛、高血圧、さらには脳梗塞や心筋梗塞を引き起こします（図表3）。

このように、高齢になると自律神経の乱れから、さまざまな心身の不調が表れるのです。不快な症状が重なると、つい「年齢のせいだから」とあきらめてしまいがちです。ですが、自律神経を整えることで、それらの悩みを軽減できる可能性があるのです。

図表3●自律神経が乱れると、
さまざまな不調が表れる

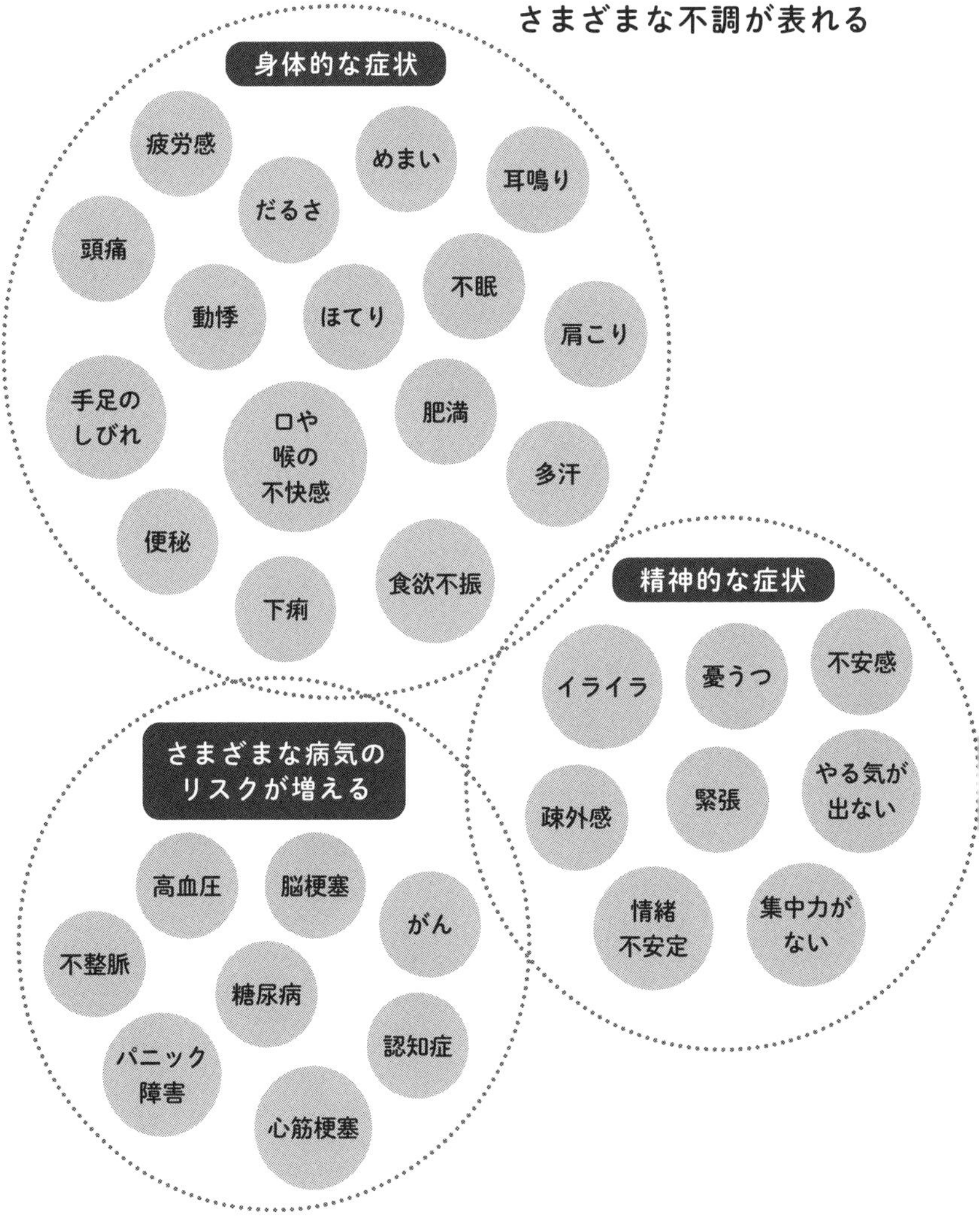

適度なストレスが自律神経を活性化させる

「自分はもう年だから、今さら新しいことを始めるのは難しい」、そんなふうに思い込んで、新しい挑戦に尻込みしている人もいるかもしれません。確かに、最初の一歩を踏み出すには勇気が必要です。高齢になればなおさらストレスを感じて、心理的な負担が増すこともあるでしょう。

ですが、**適度なストレスは、集中力を高めることにつながります。**ストレスを乗り越えたあとの達成感が、気持ちを前向きにする役割を果たすのです。

私自身、仕事をしていて困難な状況に直面し、それをストレスに感じることは何度もありますが、それは目標達成のためのいい刺激になっていると捉えています。

コロナ禍でスーパーマーケットやコンビニエンスストアなどではセルフレジの

導入が進み、キャッシュレス決済サービスを求める店舗も増えました。こうした機械に不慣れな高齢者の方も、少なからずおられると思います。セルフレジの使い方がわからないから、そのお店に行かなくなったという話も聞いたことがあります。

操作がうまくいかずにイライラすればストレスは溜まりますが、これを新しいことに挑戦する絶好の機会だと捉えてはいかがでしょう。

慣れるまでに時間はかかりますが、使いこなせるようになれば達成感を得られますし、自信がついてきます。しかも生活を便利にするものですから、自律神経にもいい影響を与えてくれます。

田原さんはいつも、「僕は好きなことをしているから、ストレスを感じることは一切ない」とおっしゃいます。ですが、長時間の生放送番組でカメラの前でしゃべること自体、相当なストレスにさらされている状態だと私は見ています。田原さんは好奇心が旺盛で、出演者の方たちと論じ合うのを楽しんでおられるので、生放送の緊張感やプレッシャーをストレスとは捉えていないのでしょう。田原さんにとって、ストレスは自律神経へのいい刺激になっているのだと思います。

そもそもストレスがまったくないという人は、この世に存在しません。

誰でも多かれ少なかれ、ストレスと付き合いながら生活しています。なんとなくイライラする、やる気が起きない、人と話したくないなど、調子がすぐれない状態が続いていれば、それはストレスが解消できず、自律神経が乱れているということです。

大切なのは、不調に気づいたときに自分を見つめ直すことです。そして、自律神経を整える術を身につけてください。整ってくれば、感情が穏やかになり、たいていのことには動じなくなります。

不調なときほど顔を上げて深呼吸を

2020年から約3年にわたって新型コロナウイルス感染症が世界中で大流行

し、私たちは不自由な生活を余儀なくされました。その影響で、心身にさまざまな不調が表れています。

中でも、外出自粛による高齢者への影響は深刻で、フレイル（加齢による心身が老い衰えた状態）の発症率が上昇しました。2023年5月、新型コロナウイルスが5類感染症に移行し行動制限がなくなった現在も、それは続いています。

運動不足による高齢者のフレイル率の上昇に加えて、私が懸念しているのは、マスク生活による呼吸機能への影響です。これは高齢者にかぎったことではありませんが、**マスクをしていると息苦しさから口呼吸になってしまい、呼吸が浅くなるのです。**

呼吸が浅くなっているときは、交感神経が優位になっています。たとえば、緊張したりイライラしたり、落ち込んだりしているときなどは、呼吸は浅くなりがちです。浅い呼吸が習慣化すると、脳に十分な酸素を届けることができません。その結果、集中力や記憶力が低下したり、なんとなくぼんやりしたりといった症状が出てきます。つまり、**マスク生活を強いられた私たちは慢性的な酸欠状態に**

あり、自律神経を乱してしまっていたのです。

実は自律神経を整える最も手軽な方法が、ゆっくり深呼吸をすることなのです。ようやくマスク生活から解放された今こそ、思い切り深呼吸をして新鮮な空気をたっぷり体内に取り込みましょう。深く息を吸い込むと、新鮮な空気が肺に入り、それだけでも自律神経を安定させる効果があります。

ため息をつく要領で、まず肺の中の空気を全部吐き出し、代わりに新鮮な空気を思い切り吸い込みます。ただし、肩を落とし「はぁ」と短く息を吐くのではなく、上を向き肺の中の空気をすべて出す気持ちで「ふう〜っ」とゆっくり長く吐き出しましょう。吐き切ってしまうと、自然に息を吸い込めるようになります。このように深い呼吸を繰り返すことで、副交感神経が優位になり、自律神経が整います。

深呼吸の基本は1対2で吸って吐くこと。吐くときは吸う時間の2倍を意識し、ゆっくり最後まで息を吐き切ることがポイントです。心配事があったり、イライラしたり、怒りがわいてきたりしたときこそ、顔を上げて深呼吸しましょう。気持ちが落ち着いてきます。

コミュニケーションが心身の健康をもたらす

コロナ禍で、私たちの生活とコミュニケーションの形が大きく変化しました。コンサートやスポーツ観戦など大勢の人が集まる催しが中止され、多人数での会食は制限され、在宅でのリモートワークが増えるなど、人と直接触れ合う機会が激減してしまいました。その結果、孤立して孤独感を抱え、自律神経のバランスを崩す人が増えたのです。原因のひとつは、「オキシトシン」の分泌が減ったことです。

オキシトシンとは、人と人とのスキンシップや信頼関係に深く関わるホルモンのことで、楽しい、うれしい、気持ちいいと感じたときに分泌されます。オキシトシンは「究極の幸せホルモン」とも呼ばれ、副交感神経の働きを活発にし、自律神経のバランスを整える役割を果たします。腸のぜん動運動を促し肥満抑制に役立つなど、消化器系の働きにも効果を発揮します。オキシトシンが十分に分泌されれば気持ちが穏やかになり、体にもいい影響を与えてくれるのです。

行動制限がなくなったこれからは、オキシトシンの分泌を促す意味でも、積極的に人と会う機会を増やすよう心がけましょう。一人暮らしの高齢者には、とくにその重要性を感じます。買い物のときにお店の人に言葉をかけたり、地域のコミュニティセンターや公園など人が集まる場所に出かけたりして、できるだけ人と触れ合う機会を意識して作りましょう。

仕事柄、人に会う機会の多い田原さんは「コミュニケーションの基本はフェイス・トゥ・フェイス」だとおっしゃいます。コロナ下ではオンラインでのやり取りに臨まれることもあったものの、できる限り対面で取材する姿勢を貫いてきたそうです。

リモートワークやオンライン会議でもオキシトシンは分泌されますが、画面越しではなく直接相手の顔を見ながらコミュニケーションをとったときに、最も多く分泌されます。**コミュニケーションのほとんどをSNS（ソーシャル・ネットワーキング・サービス）に頼っている人は、オキシトシンの分泌が低下し、気づかないうちに自律神経を乱していると考えられます。**

さらに、コロナ下での自粛生活が長く続きすぎたため、コミュニケーションをうまくとれなくなってしまった人もいると聞きます。ようやく人と触れ合えるようになったのに、大人数での集まりが苦痛になった、人混みが嫌になったという声も聞こえてきます。これもまた、自粛生活がもたらした大きな弊害ではないでしょうか。

ワクワク感が自律神経を整えるカギ

加齢とともに体力が低下していくことは、避けられません。

60代、70代、80代と年齢を重ねていくと、体力が落ちたなあ、できることがだんだん少なくなってきたなあと、寂しく思うこともあるでしょう。

皆さんは、「老い」のどういうところに不安や恐怖を感じていますか。

認知症になること、大病をわずらい寝たきりになること、または家族に先立たれ孤独になってしまうこと、死への恐怖などが挙げられるでしょう。

むしろ私が考える一番の恐怖は、希望を失《な》くしてしまうことです。

年をとると、体が思い通りに動かずこれまでできていたことができなくなるかもしれない、自分やパートナーが要介護になったらどうしよう、自分が死んだら残された家族はちゃんと生きていけるだろうか……などと思いつめて希望を手放し、未来に絶望してしまうことが一番の恐怖だと私は考えています。

「絶望しないこと」、これが晩年を健やかに生きるためにもっとも大事なテーマなのです。それにはワクワクすることが必要です。

田原さんは、学生時代の同級生だった女性と3週間に1回くらいの割合で、食事やデートをしているそうです。いくつになっても、ときめくことは必要です。ときめきは気持ちをワクワクさせてくれますし、自律神経にとてもいい影響を与えます。

とくに高齢になると、日常生活の中でワクワクすることが減っていきます。現役で仕事をしていた頃は職場でたくさんの人たちとのつながりがあり、楽しく会話をしたり食事をしたりお酒を飲んだりすることで、ワクワクしていた人も多いはずです。

しかし、定年退職後は環境がガラリと変わり、そうしたことから遠ざかってしまいます。もう楽しいことが何もない、何のために毎日生きているかわからない、などとネガティブな言葉を発して毎日を過ごしていると、自律神経が乱れ、一気に老けていきます。

そうならないためには、**まず自分がなぜワクワクしないのかを真剣に考える必要があります。**そして、どうすればワクワクしたり、ときめいたりして生き生きと過ごすことができるのかを、具体的に書き出すしかありません。ワクワクしない原因がわからないままでは、解決することはできないからです。

自分をワクワクさせることは、どんなことでもいいと思います。

たとえばプラモデルを作る、絵を描く、写真を撮る、山歩きをする……何でもいいので、自分を活性化させることが大切です。

ワクワクすることが見つからないからといって動かないでいると、足腰が弱り、ますます動くのが億劫《おっくう》になるという悪循環に陥ってしまいます。

60代はまだアクティブでいられますが、70歳を過ぎると自らを叱咤《しった》しないとなかなか動き出すことはできません。

日本人の平均寿命は男性が81・41歳、女性が87・45歳です。一方、健康寿命（健康上の問題で日常生活が制限されることなく生活できる期間）は、男性が72・68年、女性が75・38年となっています（内閣府「2022年版高齢社会白書」）。

つまり、寿命が延びている＝元気で長く過ごせる、というわけではないのです。

元気に長生きするためには、「なんで自分はワクワクしないのだろう」と自身に問いかけ、改善する方法を考える。この積み重ねが大事です。

そのためにも自分自身を見つめ直し、生きる気力と活力を取り戻しましょう。

人生は誰もが等しく「プラスマイナスゼロ」である

「隣の芝生は青い」ということわざがあります。

「人のものは、自分のものよりよく見える」という心理を表したものですが、とかく人は他人の幸せを羨みがちです。子どもや孫がいない人は、いる人が羨ましいと思うこともあるかもしれませんし、もっとお金があれば、仕事がうまくいっていれば、足腰が丈夫だったら、と考え出したらキリがありません。

他人と比べて自分には何もない、損をしている、劣っていると考えて羨ましがっていると、自律神経が乱れ始めます。その結果、心の余裕がなくなって思考がゆがみ、攻撃的になるなど悪いほうへ向かうばかりです。ないものねだりをしても意味がありません。大事な時間をムダにしているようなものです。

私が大事にしている言葉の中に、「天命」というものがあります。今自分が置かれている状況はすべて天が定めた運命だという意味で、天命には逆らうことができないという考え方です。

ならば、今、自分が置かれている現実を受け入れ、その中でできることを探しましょう。そうすれば、今、自分が何をすればワクワクできるのかが見えてきて、生きるエネルギーがわいてきます。

人生は誰でも等しく「プラスマイナスゼロ」だと私は思っています。

「そんなことはない。あの人は私よりも恵まれている、すべてにおいてプラスだ」という反論もあるかもしれませんね。ですが、人の一生を大きく捉えると、生まれてきたことはプラスで、死ぬことはマイナスです。生まれてきたことは偶然で、奇跡のような出来事です。一方、人が死ぬことは必然で、「死にたくない」と願っても、誰も避けることはできません。つまり、**誰もがプラスに始まりマイナスで終わるというわけです。**

老衰で亡くなる人もいれば、交通事故や災害で亡くなる人もいます。人生がどこでどういう形で終わるか、それは神のみぞ知ることだと私は捉えています。

だからこそ、大いなるプラスによって生かされている今を大事にして、終わりが来る日まで精一杯生きることが大事だと思うのです。

逆算の思考を手放せば、やる気がわく

数年前、高校時代の同級生に会ったときのことです。「俺ももうすぐ定年だよ、寂しいなあ」と言っているのを聞き、ああ、これが現実かとやや衝撃を受けました。

現在、多くの企業が60歳を定年と定め、雇用延長を申し出ても65歳で退職を迎えます。60代はまだ十分に仕事ができる年齢なのに、一定の年齢に達したことを理由に雇用契約が解除されてしまうのは、あまりに残念です。

定年退職をすると、とたんに元気がなくなり、体の調子も悪くなってしまう人が少なくありません。定年を「終わり」だと捉えているために、張り合いを失くして無気力になってしまうのです。

また、60歳という節目を迎えたことで、「平均寿命まであと何年」と残りの人生を逆算して考えてしまう人がいます。平均寿命が80歳だと考えれば、60歳の時点で残りの人生はあと20年となります。気持ちが後ろ向きになり「自分も、もう年だな」と落ち込み、いろいろなことが面倒くさいと感じられ、気力がどんどん失われていくのです。

このように**人生を逆算して考えるマイナス思考は、すぐに手放しましょう。**

過去を振り返り、あの頃は若くてよかった、何でもできた……と寂しく思うこともあるかもしれません。でも、**懐かしさに浸ったまま長く過ごしていると、人は退化します。しかもその退化は、急速に進みます。**細胞が老化すれば肌のツヤや弾力が失われ、表情が乏しくなります。一気に老化が進んで病気になり、瞬く間に人生が終わるのです。

後ろを振り返るのではなく、前を向いて、今を生きるのです。今日は明日より若いし、明日は明後日より若い。つまり、**いつだって「今日が一番若い」**ということです。

一日一日、時間とともに老いていくという考えは捨てて、人生で一番若い日が続くと捉えてみてはいかがでしょう。何かを始めるなら、いつだって今が最適なのです。そして、今、何かを始めたら、人生が大きく変わります。そう考えると、やる気がわいてきませんか。

＊

この本の主な読者である高齢期の方々は、還暦を過ぎた頃から体力の低下を感じることが増えたことと思います。ですが、これまでお話ししたように、加齢とともに自律神経の働きが乱れやすくなり、体の機能が衰えていくことは自然の成り行きです。決して、あなた一人だけの悩みではありません。

老いへの漠然とした不安を解消するために、自律神経を整えて、元気に長生きを目指しましょう。

何も難しいことはありません。ほんの少し心がけや生活習慣を変えるだけです。

自律神経のバランスを整えることは、健康維持に役立つとともに、これから迎える最晩年を精一杯、前向きに過ごすための大切な準備でもあるのです。

次章からは、私の患者である田原総一朗さんの疑問や質問に答える形で、自律神経を整えるための具体的な方法を紹介していきます。気になったところから拾い読みしていただき、ぜひ実践してください。

第2章

日常生活のちょっとした工夫が自律神経を整え、健康寿命を延ばす

年をとるにつれて眠れない、足腰が弱る、滑舌が悪いといって悩む人が増えていく。高齢者特有の悩みは、どうすれば解決できるのだろうか

まずは深い呼吸で新鮮な空気を吸い込み、気持ちを楽にします。そして睡眠や入浴を工夫し、軽い運動を行うなどすると、自律神経が整います

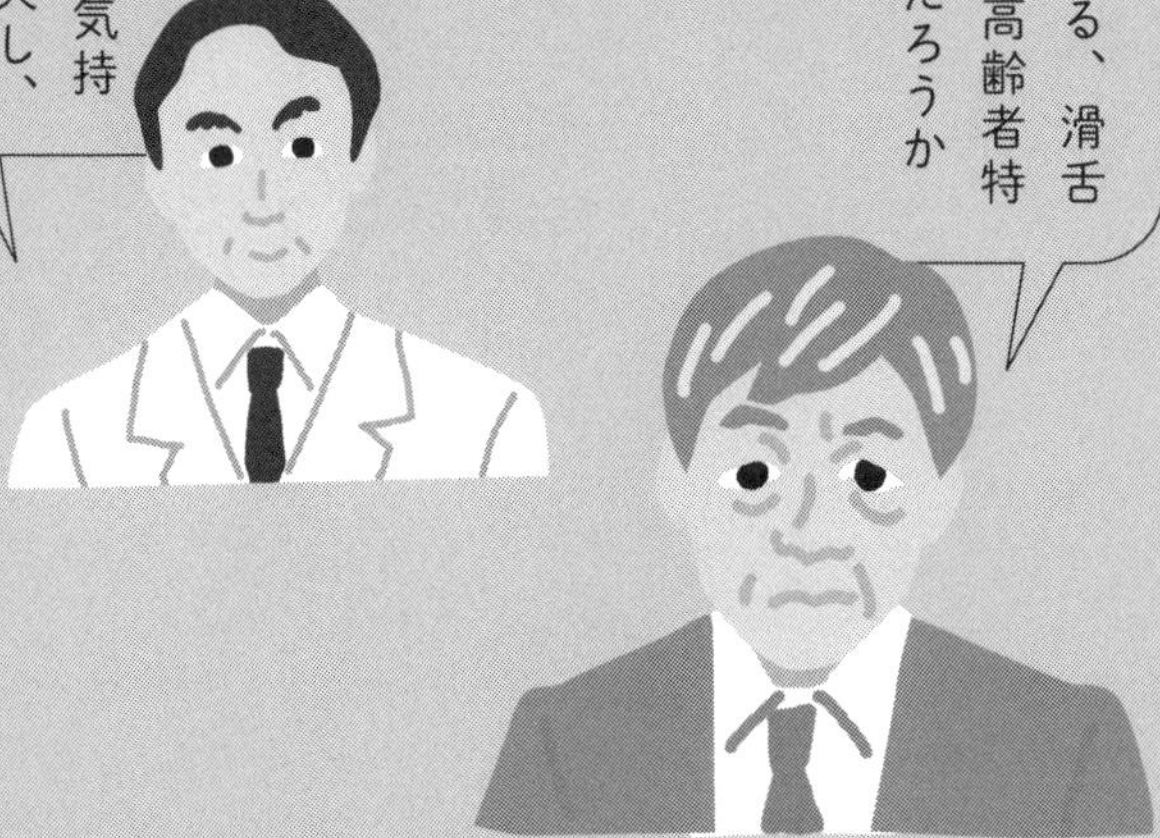

①怒りっぽい年寄りにならないために

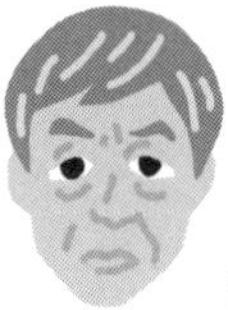

Q

僕は言いたいことがあればすぐ口に出す性質なので、ストレスを溜め込むことはない。でも、中には言いたいことも言えず、怒りを溜め込んでしまう人も多いと思う。いつまでも怒りを溜めてイライラしていては、自律神経にもよくないはずだ。そんなときは、どうやって気持ちを切り替えればいいのだろうか

A

鼻から吸って口から吐く深い呼吸で自律神経を整えましょう

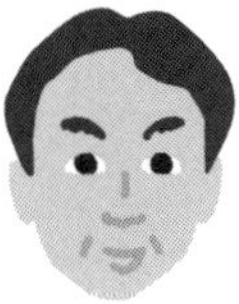

怒ったり緊張したりすると交感神経が優位になり、呼吸は浅くなります。そのまま浅い呼吸を続けていると、交感神経は上がりっぱなしでイライラは募るばかり。もし1分間に20回以上呼吸をしていたら、交感神経が過剰に働いていることの表れです。その状態が長く続けば、当然、血流も悪くなります。

副交感神経を活性化させ、気持ちをしずめるために最も手軽で効果的なのは、深呼吸をすることです。**深い呼吸には、副交感神経を優位にする力があるのです。**

呼吸には口から吸って口から吐く「口呼吸」と、鼻から吸って口から吐く「鼻呼吸」がありますが、していただきたいのは鼻呼吸です。

口呼吸では、口の中が乾燥して唾液の量が減少し、細菌が繁殖しやすくなります。また、空気中に漂っているホコリや細菌が口から喉を通り、肺に入ってしまいます。

一方、鼻呼吸は鼻の粘膜や鼻毛がフィルターの役割を果たし、空気中の細菌やウイルスが肺に入ることを防いでくれます。

やり方はとても簡単です。「吸う」と「吐く」の割合が1：2になるように意識するだけです。私はこれを**「1：2（ワンツー）呼吸法」**と呼んでいます。

まずは3〜4秒間、鼻から大きく息を吸い込んだら、「ふう〜っ」と口をすぼめて6〜8秒間かけて口から吐きます。吸うときは、吸い込んだ空気で肺がふくらんでいくことを意識し、できるだけゆっくり時間をかけて吐き出しましょう。吸い込んだ息をすべて出し切るイメージです。

実はため息も、体にいいものなのです。思い切りため息をついて、肺の中の空気を吐き出せば、その分、新鮮な空気を吸い込めるからです。ため息が出ると、呼吸が深くなり、緊張がほぐれ、自律神経が整うのです。

緊張したり落ち込んだり、なんとなくイライラしたら、1：2のリズムで呼吸してみてください。

advice

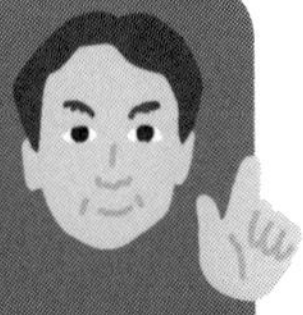

「1：2（ワンツー）呼吸法」で緊張をほぐして、イライラから抜け出しましょう。

② 高齢者に最適なトレーニング法

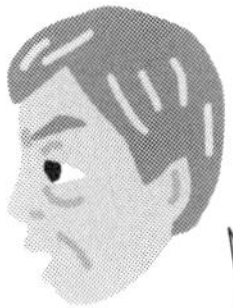

Q

健康寿命を延ばすには足腰を鍛えることが大事だと聞いて、僕もできるだけ歩くよう心がけている。1日の歩数は3000歩程度だが、これでもトレーニングの効果は期待できるのだろうか

A

激しい運動は呼吸を浅くします
高齢者に最適なのは、ゆっくりウォーキング

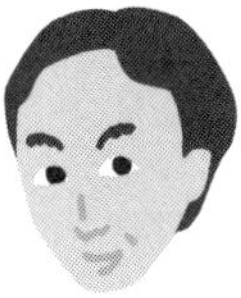

田原さんのように80歳を過ぎた方が無理なく行えて、しかも健康効果が期待できる運動は、ウォーキングです。

高齢者にとって一番大事なのは、自分の体調に合わせて楽しみながら継続することです。気負いすぎて、最初から高い目標を設定すると、それがストレスになって長続きしません。

これからウォーキングを始めようと考えている高齢の方は、まず自宅の周りを2周することから始めてはいかがでしょうか。

60代、70代で体力に自信があり、しっかりトレーニングしたいという方は、スポーツジムに通ったりランニングしたりするのもいいでしょうが、それでも無理は禁物です。ランニングなどの激しい運動をすると呼吸が速く浅くなり、交感神経が過剰に働いてしまいます。

とくに副交感神経の働きが弱くなっている高齢者の場合、運動後に休んでいても十分に副交感神経が優位にならず、逆効果になることもあります。自律神経を積極的に調整するためにも、高齢者にはゆっくり深い呼吸ができるウォーキングが最適なのです。

高齢者が運動する一番の目的は、運動能力を高めることではなく、体力を維持して健康寿命を延ばすことです。今日できることが明日も明後日もできる自分でいるために、日常的にできることを続けていきましょう。

ウォーキングを続けるコツは、楽しみを持つことです。

たとえば、コースの途中の家の窓際にいる猫に会う、犬を連れて散歩している人と会話する、桜の開花を楽しみに見守るなど、歩く途中でワクワクするような出会いがあると、散歩はぐんと楽しくなります。

また、一人で歩くのはつまらないという人は、仲のいい友人を誘ったり、サークルに入ったりしてウォーキング仲間を作りましょう。互いに励まし合えば、歩く意欲がわいてきます。

余力があってもう少し挑戦したいという人は、軽い運動もおすすめです。中でも私がおすすめしたいのが、**ラジオ体操**です。

負担が少なく体全体をまんべんなく動かすことができて、しかも体にほどよい負荷をかけることができます。朝起きたらラジオ体操ですっきり目覚めるという習慣を作るのも、自律神経を整えるためには効果があります。

ただし、朝はどうしても筋肉が固まっているので、起きてすぐのラジオ体操は避けてください。急な運動はケガのもとですから、体を慣らすくらいの運動を心がけましょう。

advice

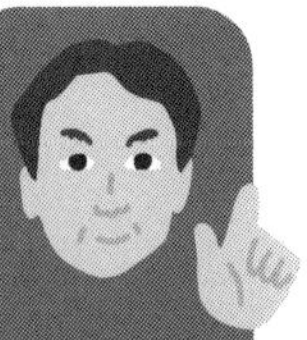

歩く楽しみが見つかれば、ワクワクしながら続けられます。

③ 規則正しい生活をすれば自律神経は整う？

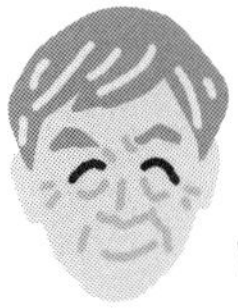

Q

自律神経を整えるには、規則正しい生活が大切だと聞く。その点、僕には自慢できることがある。朝食を自分で作るという習慣を30年以上続けているのだ。朝起きて台所に立ったら、まず食パンをトースターで焼いて……と作る順番もメニューもすべて決めているが、たまにはメニューを変えたほうがいいのだろうか

A

一日の行動を習慣化して生活にリズムを作りましょう

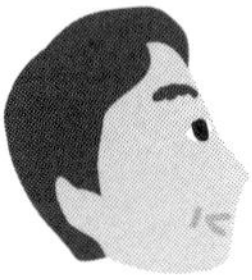

田原さんが30年以上、朝食づくりを続けていらっしゃるのは素晴らしいことです。毎朝同じメニューのため体が勝手に動くと田原さんはおっしゃっていますが、その繰り返しが自律神経を整えることに役立ちます。

朝は時間が限られていますので、メニューを変えてしまうと手順よく運ばず、慌てたり焦ったりしがちです。自律神経が乱れてしまいますので、同じメニューを作るほうが迷いがなくなり効果的です。

このように、**毎日の行動を習慣化することで自律神経は整います。**

基本は、決まった時間に起きて、決まった時間に寝る。そして規則正しく食事をとることですが、自律神経のために習慣づけてほしいことがいくつかあります。

まず、朝起きたらすぐにカーテンを開けて朝日を浴びます。これで副交感神経と交感神経が切り替えられ、やる気もわいてきます。

朝日を浴びたあとは、コップ1杯の水を飲んで眠っていた腸をゆるやかに目覚めさせ、少量でもいいので必ず朝食をとりましょう。朝にやることを習慣化すれば、一日を気持ちよく始められます。

また、予定のある日は30分早起きをすることがおすすめです。朝の習慣をこなし、せっかくいい流れを作っても、「約束の時間に遅刻しそう！」とバタバタ準備するようでは、自律神経が乱れてしまいます。**常に余裕を持って行動することで、自律神経のリズムが整うのです。**

出先ではなるべく階段を使うようにすると、足腰のトレーニングにもなります。また、昼食後、眠くなるという人は、食前にコップ1杯の水を飲みましょう。あらかじめ腸を動かしておくと、食事による自律神経の急転換を防ぐことができます。

片づけも、自律神経の安定に効果を発揮します。ただし、張り切りすぎて疲れてしまっては逆効果です。1日1カ所、時間は30分と決めて取り組みましょう。それだけでも継続すれば、部屋もスッキリしますし、副交感神経の働きが高まっていい気分転換になります。

寝る前に軽く体を動かすこともおすすめです。**ストレッチや軽く体を伸ばすなどして一日の疲れをほぐせば、寝つきもよくなります。**軽い運動は昼間、気分を上げたいときや、集中力を高めたいときにも効果を発揮します。

このように一日の行動を習慣化すれば、自律神経はより整いやすくなりますし、迷いがなくなり毎日を気持ちよく過ごすことができるのです。できるところからでいいので、ぜひ普段の生活に取り入れてみましょう。

advice

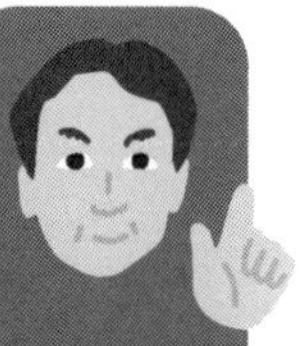

毎日の行動を習慣化すると、
迷いがなくなり気持ちよく過ごせます。

④腸を活性化するオリーブオイル健康法

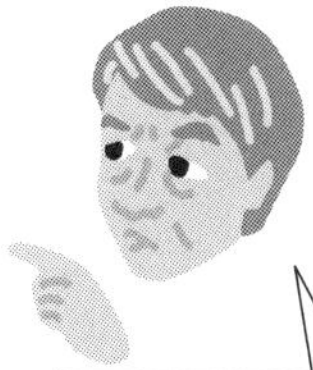

Q

僕は毎朝、小林先生のおすすめで大さじ1杯のオリーブオイルを飲む習慣を続けている。オリーブオイルは体にいいらしいが、具体的にどのような効果があるのか教えてほしい。

また、体にいいオイルはほかにどのようなものがあるのだろう

A

オリーブオイルには、便秘予防とともに生活習慣病を防ぐ効果も期待できます

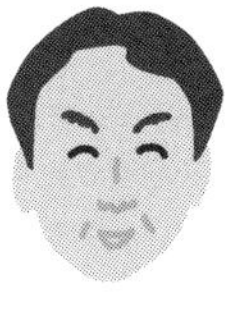

自律神経を整え、腸内環境を改善するために、オリーブオイルは積極的にとりましょう。**オリーブオイルが腸の中で潤滑油となり、便を出しやすく**してくれるからです。以前よりお通じの回数が減ったという人は、ぜひ試してみてください。

オリーブオイルがすぐれているのは、ポリフェノールなどの抗酸化物質も豊富に含んでいることです。**ポリフェノールが悪玉コレステロールを減少させ、細胞の老化を防いで腸内環境を整えてくれます。**腸内環境を良好に保つことで、自律神経のバランスも整います。

さらに、オリーブオイルには悪玉コレステロールを減らし、動脈硬化の改善に効果があることもわかっています。まさに万能の油といえるでしょう。亜麻仁《アマニ》油やMCTオイル（中鎖脂肪酸油。体に蓄積しづらい特徴を持ったオイルのこと）なども同様の効果が期待できます。

とくに高価なものを選ぶ必要はありません。どれもスーパーマーケットなどで手軽に手に入りますので、味や風味などお好みで選んでください。

ただし、気をつけていただきたいのが、トランス脂肪酸を大量に含むサラダ油やマーガリンなどです。トランス脂肪酸は、動脈硬化の原因になる悪玉コレステロールを増やしますので、避けたほうがいいでしょう。

田原さんのように、**1日スプーン1杯の量がとれれば十分です。**直接とりにくければ、サラダのドレッシングやスープ、味噌汁などに混ぜてはいかがでしょうか。ヨーグルトにかけるのも、おすすめです。

油はカロリーが心配という方もいらっしゃるかもしれませんが、朝食にとる分には問題ありません。朝は代謝がいいですし、朝食後、ウォーキングなどで体を動かせばしっかりカロリーを消費してくれます。

advice

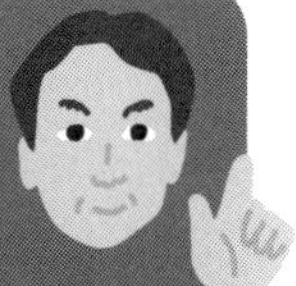

毎朝スプーン1杯のオリーブオイルが、便秘予防に役立ちます。

⑤ ぬるめのお湯での入浴がいいわけ

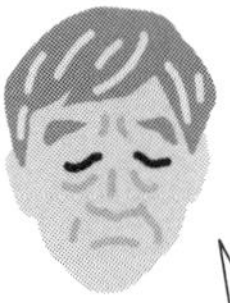

Q

シャワーだけで済ます人もいるようだが、僕はどんなに疲れていても必ず湯船につかるようにしている。

お湯の温度は39度前後、時間にして10〜15分、疲れが取れてリラックスできる。自律神経にもいいと思うが、どうだろうか

A

5分の全身浴＋10分の半身浴で
血流促進とリラックス効果が得られます

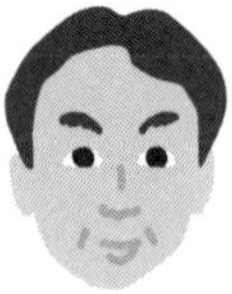

一日の終わりには、田原さんのように湯船につかり体の芯から温め、リラックスすることが大切です。シャワーだけではすぐに体が冷えてしまうので、代謝にはあまりよくありません。

時間がないのでシャワーだけで済ますという場合は、いきなり熱いお湯を浴びないようにしましょう。熱いお湯は、脳や内臓など体の内部の温度（深部体温）を急上昇させます。深部体温が急に上がると、交感神経が過剰に働き、興奮状態になってしまうため、リラックスにはつながりません。ぬるめのお湯で体を慣らしていきながら、徐々に温度を上げていくようにします。

猛暑が続く夏はシャワーだけで湯船につからない人も多いと思いますが、実は**「シャワーだけで済ます」ことが夏バテにつながってしまうのです。**クーラーの利いた室内と屋外の温度差が交感神経を刺激し、夏場は自律神経が乱れがちです。**入浴で副交感神経の働きを高め、昼間に乱れた自律神経を整えてあげましょう。**

入浴は睡眠にもいい効果を生み出します。眠気は深部体温が下がるときに訪れます。入浴で上昇させた深部体温は、約2時間で下がります。そのタイミングで寝れば、スムーズに眠りに入ることができます。交感神経が上がったままの状態で寝ることにならないよう、**就寝2時間前に入浴する**ようにしましょう。

入り方にはちょっとしたコツがあります。

まず39〜40度のお湯で約5分間、全身浴で体を温めます。このとき、お尻を前方に少しずらし、肩までしっかりお湯につかりましょう。

次にお尻を後方にずらし、背筋を伸ばしてみぞおちあたりまでお湯につかる半身浴をします。時間は約10分です。長時間全身浴を続けると体に水圧がかかり、心臓を圧迫することになります。

血流が悪くなってしまうので、全身浴＋半身浴で体に負担をかけないようにするのがおすすめです。脱水症状を防ぐため、入浴後はコップ1杯の水を飲むようにしてください。

また、熱いお湯のほうが気持ちいい、温浴効果が高いような気がするという人もいますが、自律神経のためにはよくありません。**42度以上の熱いお湯は、交感神経を急激に刺激するため、自律神経のバランスが乱れてしまうのです。**適温と時間を守った入浴で、気持ちよく一日を終えましょう。

入浴には体を清潔に保つ以上に、血流を促し疲労を取り除く役割があります。睡眠の質もよくなりますので、翌日すっきりと目覚められるはずです。

advice

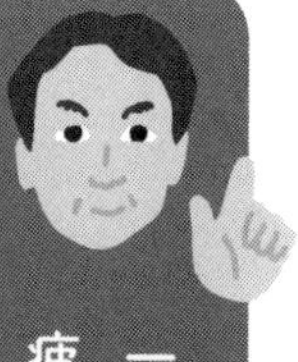

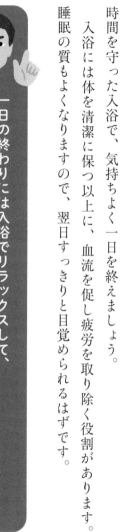

一日の終わりには入浴でリラックスして、
疲労回復に努めましょう。

⑥ 高齢者が安全にサウナを楽しむためには

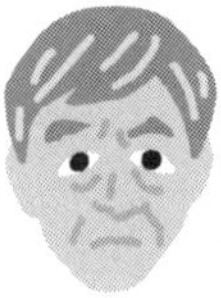

Q

若者を中心にサウナの人気が高まっている。高齢者の中にもサウナを楽しんでいる人はたくさんいるはずだ。

しかし、無理して体調を崩してしまったら元も子もない。高齢者がサウナを利用する場合、どんなことに気をつければいいのだろうか

A

サウナ、水風呂、外気浴のセットで
自律神経が気持ちよく整います

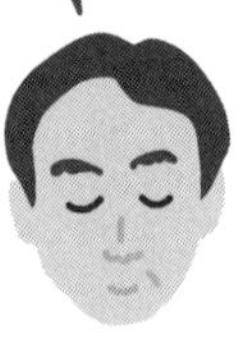

健康を保つためには血流をよくすることが重要で、そのために最も効果的な方法がサウナです。

サウナで体が温められると、副交感神経が優位な状態になり血管が一気に拡張します。サウナ後、水風呂や水シャワーを浴びると交感神経が刺激され血管は収縮。さらに、外気浴などでゆっくり休憩することで血管は再びゆるやかに拡張し、血液が血管の中を順調に流れ出します。

このように「体を温める」→「体を冷やす」を繰り返すことで、体が軽くなったように感じ、気分がスッキリします。サウナで「ととのう」と表現されるのは、この状態を指します。

サウナは、血管の拡張と収縮を交互に行うことで血流を整える、つまり「血管の筋トレ」ということもできます。

血流を促すためには、動脈と静脈、毛細血管という血管だけでなく、自律神経も鍛える必要があります。サウナには血管と自律神経の両方を鍛える効果があります。これが「**血管の筋トレ**」として、私がサウナをおすすめする理由です。

「サウナ→水風呂（または水シャワー）→外気浴」が1セットです。私はこれを2～3回繰り返していますが、年齢や体力に合わせ、無理はせず「気持ちいい」という感覚を大事にしてください。

朝と夕方は、自律神経のリズムが切り替わるタイミングです。朝夕のサウナは血流改善にとくに効果を発揮します。朝のサウナは交感神経を刺激し体を目覚めさせ、夕方のサウナは副交感神経への切り替えを促します。睡眠の質を高めたいという人には、夕方のサウナがおすすめです。

サウナでは大量の汗をかきますので、脱水症状を防ぐため水分補給はこまめに行ってください。できればサウナ内に飲料水を持ち込み、水分補給しながら過ごすといいでしょう。

前日のお酒を抜くためにサウナに入るという人もいますが、医学的にそれは誤りです。アルコールを摂取すると脱水状態に陥りますので、サウナに入るとますます脱水が進み、自律神経は激しく乱れていきます。その結果、血流が悪化し血液がドロドロになってしまいます。

高齢者にかぎらず、**飲酒をしたあとのサウナはとても危険**ですので、やめましょう。

advice

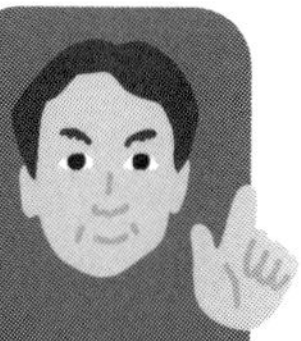

サウナを上手に活用すれば血管の筋トレになり、自律神経が鍛えられます。

⑦ 高齢になるとなぜ眠れなくなるのか

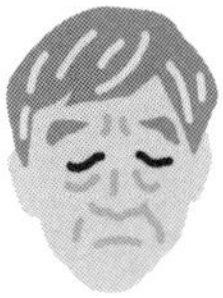

Q

僕と同世代の友人の中には、夜なかなか眠れないという悩みを持つ者が多い。

睡眠不足が原因で生活のリズムが乱れるのは、自律神経にもよくないはずだ。ぐっすり眠るためのコツを教えてほしい

A

質のいい睡眠のためには就寝前の３つのポイントがあります

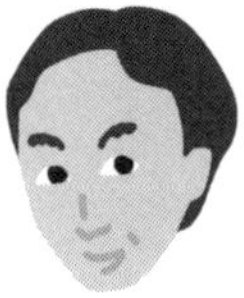

アメリカ、メジャーリーグで活躍しているロサンゼルス・エンゼルスの大谷翔平選手は、試合で結果を出すためには睡眠が何より大事だと言います。アスリートにかぎらず、**睡眠は私たちの健康の基本を支えていると言っても過言ではありません。眠ることで免疫細胞が元気になり、病気を防いでくれるのです。**

眠りにつくためには、昼間、優位に働いていた交感神経を副交感神経に切り替える必要がありますが、第1章でもお話ししたように、加齢とともに副交感神経の働きが低下するため、夜になっても切り替えがうまくいかなくなります。夜眠れないという悩みを持つ高齢者が多いのは、そのためです。

副交感神経の働きを高めるためには、3つの条件があります。

●食事は就寝3時間前までに済ませる

食後の約3時間は、交感神経が優位になります。その状態で寝てしまうと、寝つきが悪くなったり、眠りが浅くなったりしてしまいます。

副交感神経が優位に働く睡眠中に、腸は腸内の消化物を肛門まで押し出す「空腹期消化管運動」という、いわゆる腸の掃除を行います。寝る直前に食べると、胃に消化物が残ったままになり、腸の働きが阻害されて腸内環境は悪化します。

●就寝2時間前に入浴して、体を温める

副交感神経を優位にする入浴は、心地よい眠りのためには効果的です。69〜70ページで紹介した入浴方法を参考に、入浴効果を高めましょう。入浴中に本を読んだり動画を見たりしながら1〜2時間過ごすという人もいるようですが、汗で水分が失われ脱水症状を引き起こす恐れもあります。**長時間の入浴は避けるようにしましょう。**また、脱水予防のため、入浴後はコップ1杯の水を飲んでください。

●就寝前の1時間はスマートフォン、パソコン、テレビを見ない

スマートフォンやパソコン、テレビの画面からは「ブルーライト」と呼ばれる光が出ています。これが交感神経を刺激し、睡眠を妨げます。寝ても浅い睡眠になり、深夜に目が覚めたりすることにもつながります。

また、寝る前に布団の中でニュースやSNSをチェックする人もいるようですが、情報が脳を疲労させてしまいます。**眠りの妨げになりますので、スマートフォンやタブレットを寝室に持ち込まないようにしましょう。**

そのほか、眠るために寝酒をするという人もいます。アルコールは脳に働き、眠気を誘いますが、睡眠中に交感神経が優位になりますので、睡眠の質は下がってしまいます。寝酒は睡眠を助けてはくれないのです。

夜眠れない分を昼寝で解消しようと考える人もいます。20~30分の昼寝は人によっては効果的ですが、長すぎる昼寝は夜の睡眠に悪影響を及ぼします。

advice

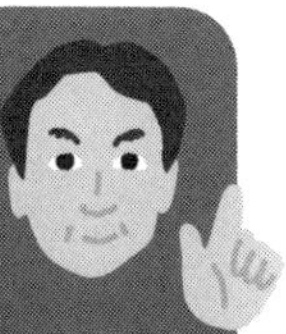

胃腸を休め、体を温め、脳をしっかり休ませれば、質のいい睡眠が得られます。

⑧ 自律神経を乱さない、眠れない夜の過ごし方

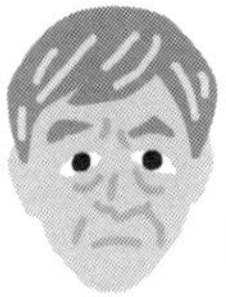

Q

「夜眠れなくても焦らない」が僕の信条だ。無理に眠ろうとして布団の中で悶々《もんもん》とするくらいなら、寝るのをあきらめて読書をしたり音楽を聴いたり、好きなことをして夜ふかしするほうがいいと思っている。自律神経を整えるにはどちらがいいのだろう

A

目を閉じて呼吸に集中すればリラックスできて眠気が訪れます

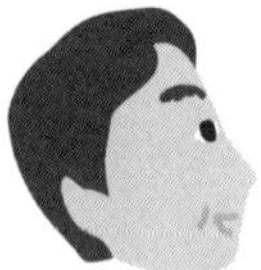

田原さんのおっしゃる「眠れなくても焦らない」ことは、正解です。

自律神経の観点からも、高齢になって寝つきが悪くなるというのは避けられません。**眠れないことを必要以上に気にしすぎると、かえって自律神経を乱すことになります。**たとえ眠れなくても、布団の中で目をつぶっていたほうが体は休まりますし、自律神経のためにも効果的です。

起き上がれば交感神経が高まり、ますます目が冴えてしまいます。眠れないことに悶々とするより布団の中で読書などをして気を紛らわせたい場合は、明かりは最小限にし、体を興奮させないように穏やかに過ごしましょう。

眠れずに悶々としているときにかぎって、忘れていた心配事があれこれと頭に浮かんでしまい、不安に襲われたりする人もいるでしょう。そんなときに役立つのが「1：2呼吸法」（55〜56ページ）です。**大きく息を吸ってゆっくり吐く、そのことだけに意識を集中すると、次第に気持ちがリラックスして、眠りにつけます。**

一方、疲れているのに眠れない日が続いたら危険信号です。疲れが溜まりすぎて、自律神経が乱れていることによる睡眠障害です。自律神経を整えればぐっすり眠れるようになりますので、77〜79ページで紹介した3つの条件を実践しましょう。疲れているときは、できるだけ長く眠っていたいと思いがちです。でも、「睡眠時間が長い＝よく眠れた」というわけではありません。個人差はありますが、**健康的な睡眠時間は7時間前後**といわれています。**朝、目が覚めたとき、ぐっすり眠れたと心地よく感じられれば、熟睡できているということです。**

リラックスして眠れるよう、好きな音楽を小さい音量で流すのもよいでしょう。眠れないときに聴くために、何曲かリストアップしてはいかがでしょうか。曲選びのポイントは、①心地よく感じること、②規則正しいゆったりしたテンポ、③4分以上、の3つです。音楽に合わせて「1：2呼吸法」の要領で深呼吸を繰り返すことも、リラックスに役立ちます。ゆったりしたメロディと深い呼吸が眠りを誘いますので、ぜひ試してみてください。

advice

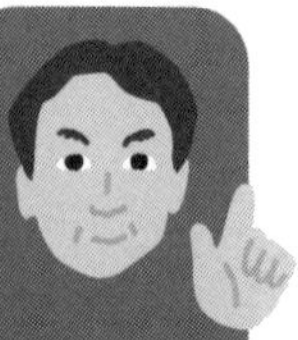

睡眠時間より、「ぐっすり眠れた」という自分の感覚が大事です。

⑨歯の悪い高齢者は栄養不足になってしまう？

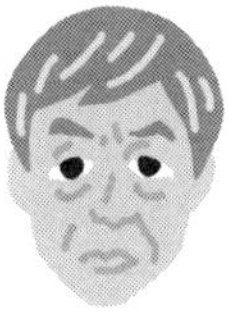

Q

僕は歯が悪いこともあり、肉類をはじめ硬いものは食べられない。偏食というわけではないのだが、自《おの》ずと食べられるものが限られてしまう。

好んで食べるのは白身の魚や寿司で、肉は一切食べない。僕のような食生活では、栄養面の偏りが出てしまうものなのか

A

「美《お》味《い》しい」ことが何より大事
好きなものを食べれば腸内環境が整います

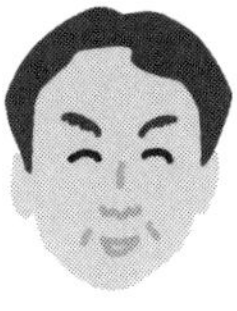

私たちの体は約37兆個の細胞から構成され、その主成分は良質なタンパク質です。筋肉をはじめ、皮膚や毛髪、爪、骨の一部もタンパク質でできています。そのタンパク質を豊富に含むのが肉、魚、卵、大豆製品、乳製品などです。

ですから、田原さんが**肉を食べなくても、魚や卵、大豆製品、乳製品などをとっていれば大丈夫です。**毎日の朝食で卵と牛乳を召し上がっているそうですので、ここに大豆製品が加われば完璧です。田原さんが好んで召し上がる和食には豆腐や油揚げなどの大豆製品が含まれていると思われますので、栄養バランスはとれているといえるでしょう。むしろ、健康のためだからといって、嫌いなものや苦手なものを無理して食べるほうが問題です。なぜなら、第1章でもお話ししたように、腸には脳に次いで多くの神経細胞が存在します。そのため、**苦手な食材を無理して口に入れると、ストレスで腸内環境が悪化します。**すると血流が悪化し、消化管の動きも止まってしまい、栄養が吸収されなくなります。

持病があり食事制限をしているという方以外は、**「美味しいと感じるもの」「好きなもの」を優先させて楽しく食べましょう。**体がそのとき欲するものが、その人にとって一番いい食べものなのです。

「何を食べるか」以上に気をつけたいのが、「いつ食べるか」です。**自律神経を整えるためには、1日3食を決まった時間に食べる**ことが大切です。体のリズムを作るには、6時間ごとの食事がおすすめです。朝食は6時、昼食は12時、そして夕食は午後6時が理想です。できれば夜8時ごろには夕食を済ませるようにしましょう。夜遅い時間になったら、食べる量を少なくするなど調整してください。

普段の食事は腹八分目が健康によいとされていますが、**高齢者の場合は腹七分目で十分です**。私は腹六〜七分目を心がけています。好きなものをゆっくり味わいながら食べることが、自律神経の安定につながるのです。

advice

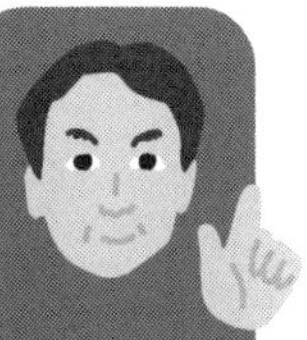

決まった時間に1日3食とることを守り、腹七分目に食べることで自律神経は安定します。

⑩ 口腔機能が衰えると自律神経も乱れるのか

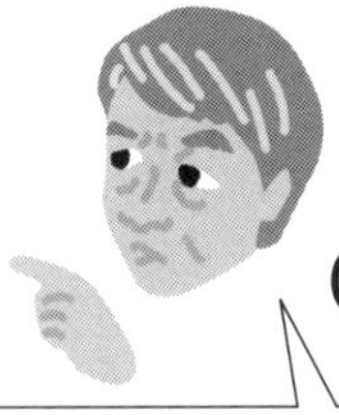

Q

「老化はオーラルフレイル（口腔機能の衰え）から始まる」と聞いたことがある。

口腔機能が衰えると、滑舌が悪くなったり硬いものが噛めなくなったりするほか、副交感神経の働きも低下すると聞いた。それは本当ですか？

A

噛む回数を増やすだけで
免疫力が高まり、健康効果が期待できます

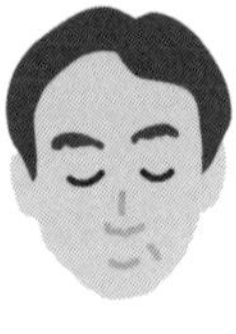

咀嚼《そしゃく》のリズムは、副交感神経を刺激します。ですから、食事の際、ゆっくり時間をかけて噛むというのは、自律神経のためにはとても大事なことです。**あまり噛まずに飲み込むと早食いになり、交感神経だけが過剰に働き自律神経を乱してしまいます。**

鎌倉時代の人たちは、我々の3倍も噛んでいたというデータがあります。なぜ現代人は噛む回数が減ってしまったのかといえば、食材が豊富になったため、咀嚼に時間がかかるものを避けて、柔らかいものを好んで食べるようになったからです。

私の父は元教員で90歳を超えましたが、今も家庭教師として中学生に数学を教えているほど頭脳明晰です。足腰も強く、私とほぼ同じ速度で歩いていますし、私以上の量の食事を残さずたいらげています。

健康で達者な父を見ていたら、食事のとき、実にリズミカルによく噛んで食べているのです。その一方、私が診てきた入院患者さんの多くが、噛めなくなったとたん、急激に衰弱していったことにも気づきました。

こうした経験が、噛むことと健康は深く結びついているのではないかと考えるようになったきっかけのひとつです。よく噛んで唾液の量を増やし、免疫効果を高めて自律神経を整えることが、健康維持のためには何より重要なのです。

噛むことができないと、脳の血流が悪くなったり脳波が不安定になったりして認知症の発症率が高まります。

認知症予防のためには運動療法も必要ですが、実は噛むことの影響のほうが大きいのです。

しっかり噛むためには、定期的な歯科健診で噛み合わせをチェックしてもらうことも必要です。噛み合わせがよければ、噛む効果をより高めることができるからです。

食事で噛む回数を増やすとともに、ガムを噛むこともおすすめです。咀嚼のリズムが副交感神経の働きを高めて自律神経を整え、唾液中の免疫成分濃度が増加することが研究で明らかになっています。

噛むときは片側の歯だけに偏らず、左右交互に噛むことを意識しましょう。両側の奥歯を使って噛んだときに唾液の分泌量が最も多くなり、免疫機能も高まることがわかっています。

噛むことは単純な行為ですが、実はさまざまな健康効果をもたらしてくれるのです。「ゆっくりよく噛む」を合言葉に噛む回数を増やし、自律神経を整えましょう。

advice

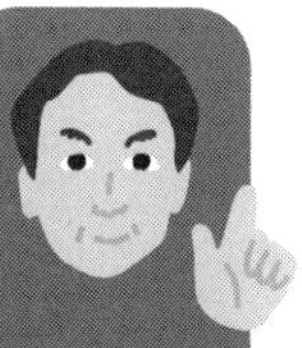

噛む回数を増やせば脳の血流を促し、認知症の予防にもつながります。

第3章

暮らしに変化を取り入れれば、自律神経が整い毎日ワクワクする

定年退職後、何もすることがなく、新しい出会いもないと嘆く人がいる。高齢だからとあきらめず、どんどんチャレンジするべきだ

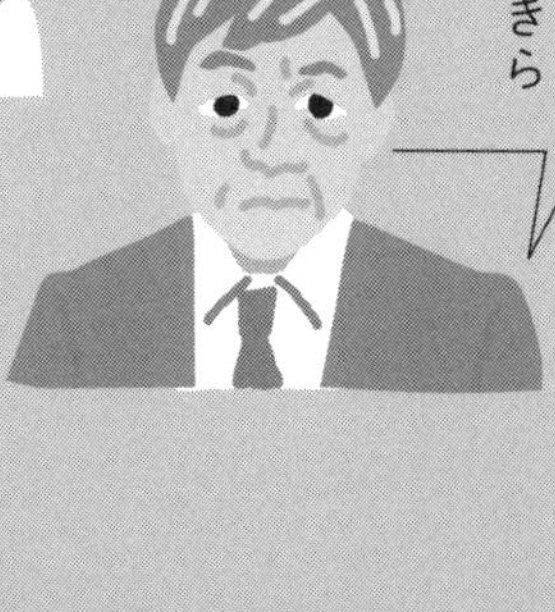

定年は人生をリセットし、新しいことを始める好機です。自分の未来に希望を抱いていつも笑顔を心がければ、気持ちも前向きになり、健康な心と体を作ることにもつながります

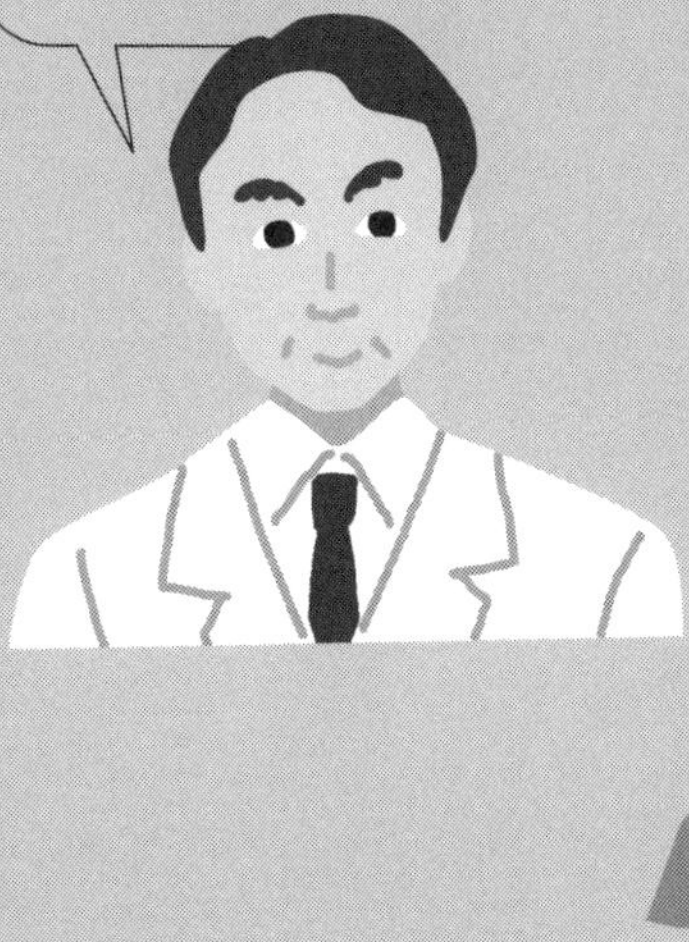

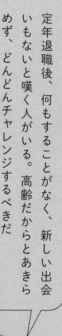

① 定年退職後の落ち込みから抜け出す方法

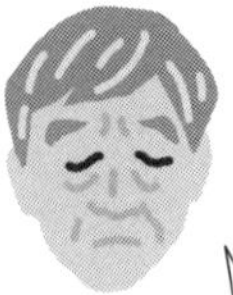

Q

定年後、生活の張り合いを失くしてしまい孤独に陥る男性が多いという。うつ状態になってしまう人も少なくないと聞く。89歳の僕から見たら、定年を迎える60歳、あるいは65歳はまだ若い。

なんとかして落ち込んだ状態から抜け出し、楽しいことを見つけてほしいと思うのだが、そのためには何をすればいいのだろうか

A

定年退職は一つの通過点
新しいことを始める絶好の機会

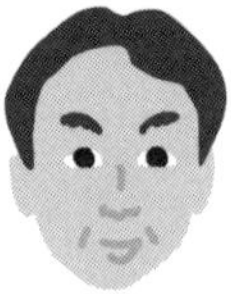

田原さんのおっしゃるように、定年を迎えると急に元気を失くし、体の不調を訴える男性は少なくありません。うつ病を発症する人もいます。

副交感神経の低下に加え、会社員という社会的地位を失うことへの不安や、職場という居場所を失う寂しさがストレスとなり、自律神経は乱れてしまいます。

現在63歳の私がお伝えしたいのは、**定年退職はゴールではなく、ひとつの「通過点」**に過ぎないということです。むしろ、会社という枠を飛び出し、これから向き合えるテーマや新たなことを始める絶好の機会だと捉えてください。

人はどんな状況に置かれても、意識すればその瞬間から新たなスタートを切ることができます。**定年退職は、自分をリセットし、新たな生活や生き方を始める転機なのです。**

そこでまず、自分なりの新しい生活や生き方について考えてみましょう。

たとえば、現役時代に興味のあったことを学ぶというのはいかがでしょう。歴史、語学、ピアノ、社交ダンス、パソコン……と、何から始めようかなと思いを巡らすだけでもワクワクしてきませんか。また、料理や日曜大工、家庭菜園など、自分が楽しむことができて、しかも誰かの役に立つ趣味を持つことも、自律神経のためにはおすすめです。

私の場合は、2020年にインスタグラム（写真や動画などを中心に投稿できるSNS〈ソーシャル・ネットワーキング・サービス〉のひとつ）を始めました。ある日、ふと目を上げたら、とてもきれいな青空だった。そこでスマートフォンで写真を撮り、インスタグラムに投稿したのです。以来、道端の小さな草花や美しい夕焼けなど、日々の生活の中で心を動かされたささやかな瞬間を撮影して、インスタグラムに投稿することを続けています。

自分が感動した一瞬を記録して、あとで振り返れるようにすることが目的なので、コメントや「いいね」の数はまったく気になりません。世界中の誰かと小さな幸せを共有するというワクワク感が、いい刺激になっています。

そしてもうひとつ、新たに始めたことがあります。それが2022年に夫婦で開設したYouTubeチャンネル「ドクター小林の健康塾」です。コロナ禍で健康不安を感じながら過ごしている人たちに少しでも役立てていただければと考え、始めました。私が塾長となり、さまざまな健康情報を発信しています。毎回とても楽しくて、ワクワクした気持ちがよみがえっています。**勉強にしろ、趣味にしろ、新しい挑戦は自律神経にとてもいい刺激を与えてくれます。**しかも知識や技術が身につきますから、達成感が得られます。いくつになっても成長できるのだと思うと、生活に張りが出てきます。

副交感神経が低下し始める40代から、自律神経のパワーが徐々に下がっていきます。では、もう新しいことを始めることは難しいのかといえば、決してそうではありません。60代でも、70代でも、そして80代になっても、何かを始めるのに遅いということはありません。むしろ、新しいことを始めれば活力がわいてきますので、自律神経のリズムが安定していきます。それが幸せな70代、80代、90代を迎える決め手になるのです。

advice

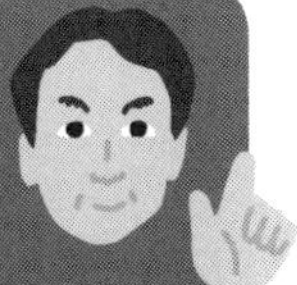

大人になってからの勉強は楽しいもの。
新たな知識の習得がワクワクさせてくれます。

② 新しい環境での人間関係につまずかないために

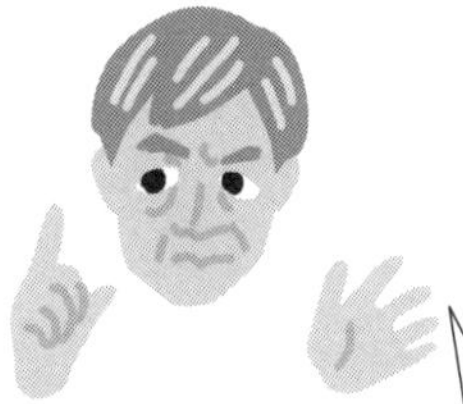

Q

定年後は会社員時代とは違った社会、たとえば、再就職先や住まいの地域の自治会、習い事教室など、新しい環境の中で人間関係を構築しなければならない。そこでつまずいてしまう人も多いのではないか。

無理して相手に合わせる必要はないし、無用なストレスをなるべく溜めずにいたいものだ。それには何を心がければいいのだろう

A

「あなた＝私ではない」と考えれば人間関係のストレスは消えていきます

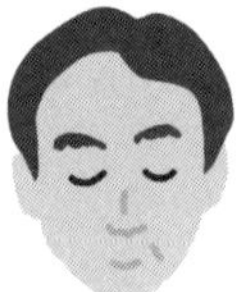

ストレスの原因は「人間関係が9割、環境の影響が1割」ともいわれます。それほど人間関係に悩んでいる人が多いということです。

田原さんがおっしゃるように、新しい環境でうまくコミュニケーションをとることができず、ストレスを抱えている人もいるでしょう。どうしてあの人は私に冷たい態度をとるのだろう、なぜ自分の善意が感謝されないのだろう……と考えれば考えるほど自律神経は乱れていきます。

人間関係でストレスを溜めないために、苦手な人とは距離をとるという人もいるでしょうが、**最も効果的なのは、「あなた＝私ではない」と考えること**です。

人はそれぞれ価値観が違います。自分はよかれと思ってしたことでも、相手はそれほど喜ばなかった……そんなこともあるでしょう。相手の言動が理解できなかったり、「失礼だ」と腹を立てたりするのは、自分の期待する反応が得られず、ショックを受けてしまったからです。

「期待する」ことは、ときに自律神経を乱します。期待した分、裏切られたときの衝撃が大きいからです。**自律神経のためには、最初から相手に「期待しないと**

決める」ことが大切です。少し言葉がきついのですが、そもそも自分と相手は違うのだと考えれば、相手に期待することがなくなります。

そうすれば、たとえ期待通りの反応が相手から返ってこなくても、イライラしたり、モヤモヤしたりしなくなります。

また、グループの中に怒りっぽい人がいる場合の対処法としても、「あなた＝私ではない」という感覚は役立ちます。**怒っている人の自律神経の乱れは伝染しますから、グループ全員がイライラし、雰囲気が悪くなります。**悪い流れに引きずられそうになったら、「怒っているあの人と私は違うのだ」くらいの軽い気持ちで受け止めれば、ストレスを感じることはなくなります。

さらに、グループ内で優位に立とうとして誰かの批判や悪口を言いふらす人への対応にも、「あなた＝私ではない」という感覚は有効です。「この人は不安でたまらないのだな」と、自分と切り離して考えるのです。

悪口は、自分が口にしなくても、耳にした瞬間に自律神経を大きく乱します。

もし、誰かのよくない話を聞かされ、同意を求められたとしても、「へえ、そうなんですか」と受け流して、それ以上会話に参加しないようにしましょう。

世界遺産・日光東照宮にある有名な彫刻、「三猿」が示す「見ざる・言わざる・聞かざる」が、人間関係をスムーズにするコツを教えてくれます。

つまり、**苦手な相手からは、何を言われても必要最低限のやり取りをするのみで、余計なことは見ないし聞かない。そして、何も言わない。**この3つを人間関係にも応用するのです。その姿勢を意識するだけでも自律神経は整います。そうすることで、苦手な相手と確実に距離をとることができますので、人間関係のストレスから解放され、心の平穏を守ることができるのです。

advice

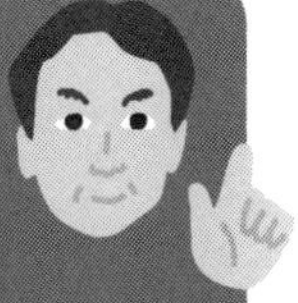

自律神経を乱さないためにも、うわさ話や陰口に同意を求められても、自分は関心がないという姿勢を貫きましょう。

③ コロナ禍で出にくくなった声を取り戻すには

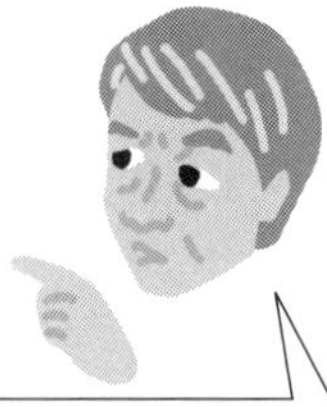

Q

コロナ禍の約3年間、コミュニケーションが減ってしまったことは、若者にとってもつらいことだが、一人暮らしの高齢者にとってはかなりの痛手だ。長いこと誰ともしゃべらずにいたため、声を出しにくくなったという人もいる。

声が出なければ、コミュニケーションも億劫になるだろう。声を取り戻すためには何をすればいいのだろうか

A

声の不調と自律神経の乱れは楽しく歌って解消しましょう

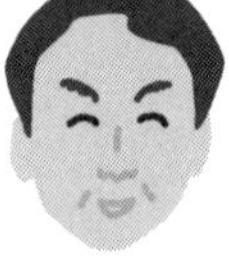

コロナ禍の外出自粛を強いられたことで、話すことが激減してしまい、声がかすれるようになった、高い声が出ない……、そんな声の不調を訴える人が増えました。若者の中にも、カラオケでうまく声が出せなくなって悩んでいる人が少なくないというのですから、高齢者への影響は深刻です。話すことが面倒になってしまい、家にこもりがちになっている人も多いのではないでしょうか。

コミュニケーションを取り戻すためには、まず、声を回復させることが先決です。そのために私が最も効果的だと考えるのが、**カラオケ**です。いきなり大きな声で歌おうとすると声帯を痛めてしまいますので、無理をせず少しずつ声を出していきましょう。

また、口腔機能が衰えたことで、滑舌が悪くなったという高齢者も増えているようです。そこで、歌うときは**歌詞の言葉のひとつひとつをはっきり発音するよう意識して歌いましょう。そうすると口の周りの筋肉、口輪筋《こうりんきん》が鍛えられます。**

上手に歌う必要はありません。まずは声を出せるようになることが目標ですので、多少音が合わなくても気にせず歌いましょう。**懐かしい思い出の曲を歌えば、**

当時の記憶や感情がよみがえり、認知機能の向上にもつながります。

お気に入りの曲を歌えば楽しくなってワクワクしますので、副交感神経の働きが高まり、自律神経も整います。嫌なことがあってむしゃくしゃしていても、カラオケで思い切り歌えばスッキリするというのは、そういう理由です。最近は一人カラオケも流行《はや》っていますので、一人で好きな曲を思う存分歌ってみてはいかがでしょう。

また、カラオケ好きな人が集まる「カラオケ喫茶」というものもあり、高齢者を中心に人気を集めています。歌を楽しむことはもちろんですが、ほかの人の歌を聴いたり手拍子で盛り上げたりすることで、連帯感や仲間意識が芽生えるという効果もあります。高齢者の社会的孤立の防止にもつながると注目されていますので、カラオケ仲間を作りたいと思う人は訪れてみてはいかがでしょうか。

近くにカラオケボックスやカラオケ喫茶がない、または足腰の調子が悪くて外に出かけられないという人には、**音読をおすすめします**。

雑誌でも新聞でも何でもいいのですが、好きな本のほうが楽しく読めます。間違えたりつかえたりしてもいいので、声に出してどんどん読み進めることが大切です。**続けていると次第に口が動くようになりますし、慣れてくればリズムも生まれ、自律神経が整っていきます。**

活字を読むことは脳の活性化にもつながります。しかも、黙読に比べて音読には「声を出す」「自分の声を聞く」というプロセスが加わるため、脳の全領域を刺激できると考えられています。そして**読む速度が速ければ速いほど、脳を活性化することができます。**

また、音読は脳の「前頭葉」と呼ばれる部分を刺激します。そして、この前頭葉は感受性や自制心を司るため、コミュニケーション能力の向上につながり、人間関係の構築にも役立ちます。

advice

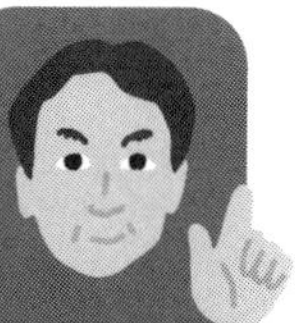

カラオケや音読が口腔機能を回復し、脳の機能も高めてくれます。

④思い出話と自律神経は深く関わっている？

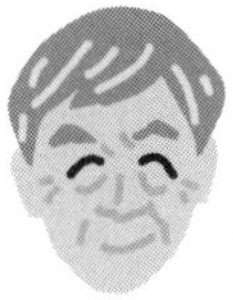

Q

僕は高校時代の同級生と定期的に同窓会を開いている。昔の仲間と一緒に高校時代の他愛もない思い出話に花を咲かせていると、昔に戻ったようで気持ちも若返る気がする。

親しい人たちと思い出話をするというのは、自律神経にどんな影響をもたらすのだろうか

A

楽しい思い出話は
自律神経を刺激します

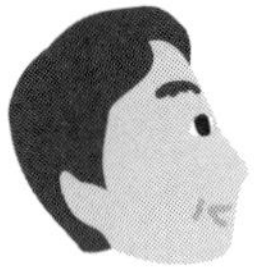

思い出話をすることは、高齢者の自律神経にいい影響をもたらします。

あんなことがあった、こんなこともあったなど**懐かしい記憶をたどりながら、気の置けない人たちと楽しく会話をすれば、ワクワクすることができます。**第1章でもお話ししたように、コミュニケーションをとると幸せホルモンのオキシトシンの分泌量も増えますので、自律神経が安定し、気持ちも前向きになります。

過去の思い出を他人に話せば脳に刺激を与えるため、認知症予防の効果もあります。田原さんのように思い出話を楽しむ機会は、積極的に作りましょう。

ただし、思い出話をしているうちに、「あのときこうすればよかった」「どうしてあんなことを言ってしまったんだろう……」などと自分の過去の言動に腹を立てたり後悔したりしてしまうと、自律神経は乱れてしまいます。

とくに一人になったときは要注意です。周りに人がいれば、わいわい話しているうちに気も紛れますが、一人だとそうはいきません。どんどん考えが後ろ向きになり、今、自分が置かれている状況を否定するようになってしまいます。

マイナスの記憶が浮かんできたときは、「すでに終わったこと」と割り切り、

「これ以上考えない」と決めるのです。

とくに高齢の方の場合、体力的な衰えを感じたとき、「昔に戻りたい」と思うのではないでしょうか。

実は私自身もそうでした。50代前半ごろのことです。自分ではまだまだ元気なつもりだったのに、階段を上がれば息切れがするし、走って横断歩道を渡ろうとすると足がもつれそうになる。そのたびに「もう年だな」と暗い気持ちになり、若い頃に戻りたいと考えていました。

でも、過去を振り返り悔やんでばかりいても、状況は変わりません。そうした**思いが浮かんできたら、「今の自分だってそれほど悪くはない」という前向きな考えに気持ちをリセットしましょう。**後悔と決別して、今を有意義に過ごしたいものです。そのために、自分は今何をすべきかを考えていきましょう。

advice

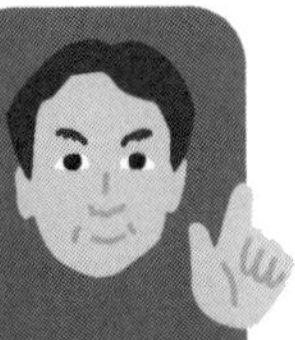

後悔しない生き方を考えることが、過去への執着を断ち切ってくれます。

⑤ 若い世代とコミュニケーションをとる方法

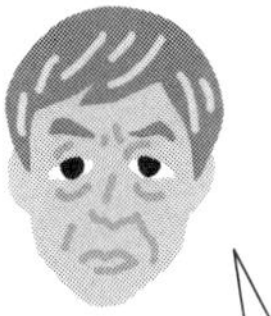

Q

定年退職後は、会話をする相手が減っていく。とくに若者と話す機会は激減する。子どもや孫がいなければ、若い世代とコミュニケーションをとる機会はなくなってしまうかもしれない。

僕の場合、仕事で出会う人たちは皆、若い。若者との触れ合いは刺激を与えてくれる。高齢者が日常生活の中で若者とコミュニケーションをとるには、どうすればいいのだろうか

A

何気ない挨拶を大切にすれば
コミュニケーションが生まれます

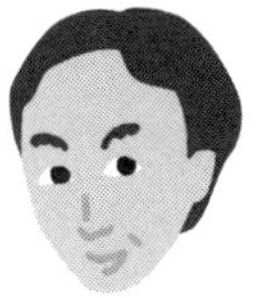

若い世代とのコミュニケーションは、新しい情報などさまざまな刺激を与えてくれます。田原さんのように、お仕事で若者たちとつながりがある場合はいいのですが、そうでない人はどうすればいいのでしょうか。

まずは**日常生活を振り返り、その中でささやかな交流の機会を作ることから始めましょう。**

そのひとつに、登下校中の児童の安全を見守るボランティア活動があります。共働き家庭が増えたことで保護者たちには負担が大きく、協力が得られにくい状況もあり、人手不足が深刻化しているというのです。最近では、活動の中心を担ってきた老人クラブの高齢化が進み、継続が難しくなっている自治体も多いと聞きます。

もし体力的に問題がなければ、こうしたボランティアに志願してみてはいかがでしょうか。子どもたちの笑顔と元気は自律神経に何よりのプラスになりますし、近隣住民とのつながりも期待できます。さらに、人の役に立てているという実感は、自律神経にもいい影響を与えてくれます。

また、買い物に行った先の店員さんに、会計のときに「ありがとう」と声をかける、外食先でスタッフにおすすめメニューを聞いたり、帰り際に、「美味しかったです、ごちそうさま」と伝えたりするのもおすすめです。

こちらが笑顔で声をかければ、きっと相手も笑顔で返してくれます。すると、気持ちが穏やかになり、自律神経も整ってきます。

さらに幸せを増してくれるのが、感謝の言葉です。感謝ほど自律神経を整えるものはありません。**「ありがとう」や「おつかれさま」など優しい言葉は、言われた側はもちろんですが、それを口にしたあなたにも幸せホルモンのオキシトシンが分泌されます。**

お店のスタッフと顔見知りになれば、訪れた際に、「今日は暑いですね」「夕方から雨みたいですよ」など、簡単な会話を交わせるようになるかもしれません。

「笑顔」と「感謝」、この2つを忘れずに声をかけていきましょう。

いつも笑顔で対応してくれる、そんな「感じのいい人」と付き合っていると、自律神経は整ってきます。なぜなら、自律神経のバランスは伝播《でんぱ》していくからです。

では、あなたにとって「感じのいい人」とはどのような人でしょうか。「笑顔を絶やさない人」「人の悪口を言わない人」「穏やかな人」など、いろいろ浮かんでくると思います。このように自分にとっての「感じのいい人」を言葉にすると、無意識のうちに、自分もそうなりたいと願うようになります。

すぐには難しいかもしれませんが、意識する機会が増えればそれだけ、自分が思う「感じのいい人」に近づいていきます。あなたの笑顔が増えれば、周りの雰囲気も穏やかになり、老若男女を問わず円滑なコミュニケーションがとれるようになるのです。

advice

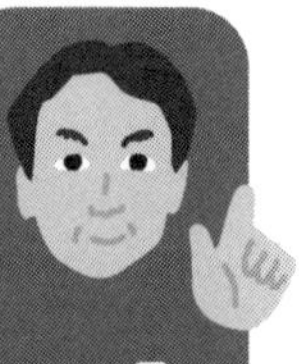

見守りボランティアや買い物先での店員への声かけなど、コミュニケーションの機会はいろいろあります。

⑥ 高齢者が新たな学びに挑戦するのは難しいのか

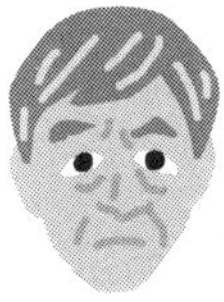

Q

好奇心が僕に刺激を与えてくれるので、何をするにも「年だから無理」とは絶対に思わない。新しいことを覚えるのはとても楽しいし、わからないことがあっても、それは勉強するチャンスだと捉えている。若いときのような記憶力がないから、新たな学びは自分には無理だろう、そう思い込んでいる高齢者は多いかもしれない。

僕はそんなことは決してないと思っているが、医学的に見た場合、高齢者が新しいことを学ぶのは難しいものだろうか

A

脳の機能は退化しないので、勉強は何歳から始めても大丈夫です

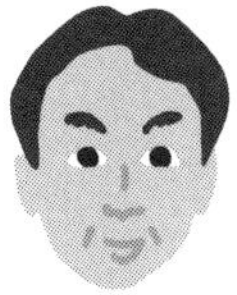

田原さんのように年齢を重ねても好奇心を失わず、新しいことにどんどん挑戦されるのは素晴らしいことです。

脳科学の研究結果によれば、年齢とともに脳の機能は低下していきますが、決して退化するわけではありません。若い人よりも時間はかかるものの、勉強することで刺激を与え続ければ、機能は十分に維持できます。

大切なのは、知的好奇心を絶やさないことと、勉強する目的を明確にすることです。**高齢になってからの勉強は、「テストで高い点数をとる」必要はありません。勉強することを楽しみ、生活をより充実させることが大切なのです。**

動き出すことに億劫になる理由は、やる気が足りないわけではなく、勉強する目的がはっきりしていないことが原因だと考えられます。

田原さんの場合は、人に会って話を聞きたい、新しい情報を得て仕事に活かしたいという明確な目的をお持ちなので、すぐに行動に移すことができるのだと思います。

手始めに、**やりたいことを書き出してみてはどうでしょうか。**

頭の中で考えをまとめるよりも、文字にすることでやりたいことが具体的に見えてきますし、意欲もわいてきます。

「旅行に行く」「友達を誘って楽器演奏をする」「涼しくなったら家庭菜園を始める」など、思いつくままに書いてみましょう。さらに、実現するために何を準備すべきかまで書き出せば、イメージはより明確になるはずです。

無事に始めることができたらチェックマークをつけたり、斜線を引いたりして達成できたことを視覚的にわかるようにしていけば、充実感が得られます。

田原さんは、人との面談や取材などの予定を何でも手帳に書き記すと聞きました。ほぼすべてのページが真っ黒になっているそうです。思いついたことを手帳に直筆で書き記すことは、自律神経のためにはとてもいいことです。

最近は、スマートフォンのスケジュール帳やメモ機能を使う人が増えていますが、私は**手書きをおすすめします**。

パソコンやスマートフォン、タブレットといったデジタル機器は指先だけで操作が可能なため、確かに便利ではあります。でも、**手を使わないということは、**

脳を働かせていないことと同じです。知らず知らずのうちに脳機能の低下を早めてしまいます。

なんとなく考えがまとまらないと感じている人は、紙に書き出すなどして、「手を使う」ことを意識的に実践してみましょう。考えが整理されて、気持ちがすっきりします。

advice

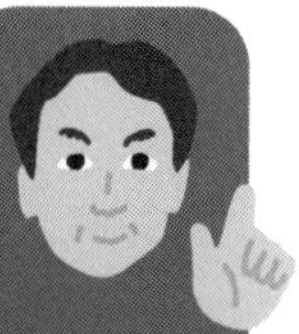

紙に書き出すとストレスが解消して自律神経が安定し、脳も活性化されます。

⑦ 疲れたら休むことも自律神経のためには必要か

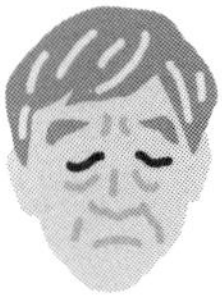

Q

僕は疲れたらすぐ横になる、短い昼寝をするなどして体力維持に努めている。

気分が乗らない、体調がすぐれないなど、集中力が続かないときは無理せずいったん休む。こんなことも、自律神経に影響を及ぼすものなのだろうか

A

**完璧にこなそうとせず、
ときにはさぼることも大切です**

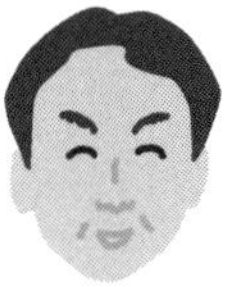

自律神経を整えるためには、一日の基本的な動きを習慣化することが大切とお話ししましたが、完璧にこなそうとして、それがストレスになってしまうようでは逆効果です。習慣はあくまでも目安と捉え、田原さんのように疲れたら休む、気分が乗らないから今日はやらない、ということがあってもいいのです。

人間の集中力が続くのは約90分といわれます。たとえ調子がいいときでも、90分をメドに休憩をとるようにしましょう。作業が終わらないからといって、**無理して続けてしまうと交感神経が過剰に働き、自律神経が乱れてしまいます。**

とくに昼食後の2時間は、消化吸収を促すため副交感神経が優位になります。すると、心身がリラックスモードに切り替わるため、ぼんやりしてうまく頭が働かなくなります。昼食後に眠くなるというのは、身体の反応としてはごく自然なことですので、無理せず横になり体を休めましょう。

食後以外にも眠気に襲われることがあると思います。そんなときは仮眠がおすすめです。10〜15分だけでも眠ることができれば、頭がスッキリして、またやる気がわいてきます。ただし、長時間眠ってしまうと覚醒してしまい、夜の寝つきが悪くなりますので、仮眠の時間は長くても30分以内にとどめてください。

自律神経のサイクルで、もうひとつ心がけたいことがあります。

午前中は交感神経の働きが徐々に活性化し、自律神経が最も整う時間です。そのため、勉強したり、手紙を書いたり、想像力が必要な作業をすることがおすすめです。

一方、午後は少しずつ副交感神経が優位になっていきますので、掃除や片づけなど、機械的な作業をするといいでしょう。

季節の変わり目や気圧の変化で体調を崩しがちなのも、自律神経が関係しているのです。天気の変化が原因で心身に不調をきたすことを「気象病」といいます。中でも気圧の影響は大きく、高気圧から低気圧へと変化するときに症状が出やすいようです。

「雨の日はなんとなく憂うつになる」と聞くと、気のせいと思う人もいるかもしれませんが、そうではありません。気圧が低いと副交感神経が優位な状態が続き、何もやる気が起きなくなってしまうのです。気象病で悩んでいる人は少なくなく、女性に多く見られる傾向があるようです。

気圧が低いとなんとなく動きたくない、そんなときは集中する時間を短くし、こまめに休憩をとるなどして上手に気持ちを切り替えることが大切です。

advice

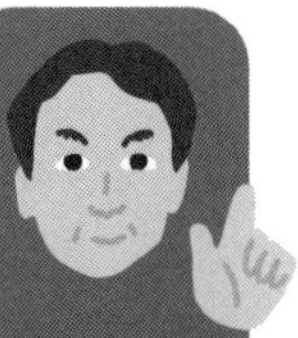

想像力を使うことは午前中に済ませて、午後は掃除や片づけなど機械的な作業にあてましょう。

⑧ おしゃれすると自律神経が整うのは本当か

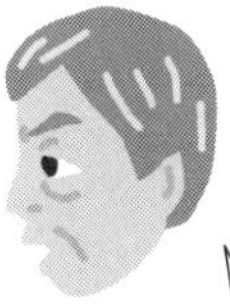

Q

僕自身はまったくおしゃれではないが、仕事で会う人たちを不快にさせてはいけないと思い、最低限の身だしなみは整えているつもりだ。定年退職したとたん、身なりに気を遣わなくなり、毎日同じ服を着ている人もいると聞く。身だしなみを整えることは、自律神経にとってどういう影響を与えるものだろうか

A

おしゃれに関心を持てば自律神経が適度な刺激を受けます

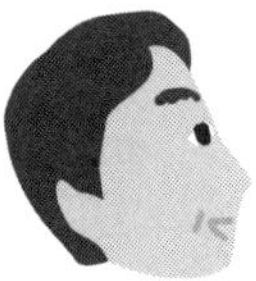

田原さんがお感じになっている通り、身だしなみを整えるのは自律神経のためにとても大切なことです。

日本では、高齢になるとおしゃれを楽しむ人が減ってしまうようです。とくに男性に多いように感じます。定年退職後、とくにやることもなく、家でゴロゴロしながら過ごしていれば、外見に気を遣わなくなります。誰にも会わないからこれでいいだろうと気がゆるみ、いつも同じ服を着ることになってしまうのです。伴侶に先立たれた男性が同じ服を着続け、1週間を過ぎてようやく洗濯するという話も聞いたことがあります。

服装は自分を表現する手段です。会社員時代はいつも同じスーツを着ていたという人でも、ネクタイの色はどうしよう、シャツは汚れていないか、などあれこれ気を遣っていたのではないですか。

服装に気を遣うということは、自分と向き合い、一日一日を大切にすることにつながります。定年退職後、いつも同じ服を着ているというのは、真剣に生きていないということです。せめて、服は毎日着替えるようにしましょう。それだけでも確実に気分が変わりますし、気持ちも明るくなります。**やる気もわいてきて、自律神経にもいい影響を与えてくれます。**

会社員時代はスーツを着ていれば、ある程度身だしなみを整えられたので、特段おしゃれに関心を持たず過ごしてしまい、退職後、何を着ればいいかわからず困っているという人も多いかもしれません。

そこで、まずはテレビや映画、インターネット、あるいは街を歩く人たちはどんな格好をしているのか、よく観察して、情報収集をしてみましょう。

さらに、自分の身だしなみを確認するために、最低でも**1日に2回は鏡を見ましょう。**それを習慣化するだけでも自律神経は整っていきます。

advice

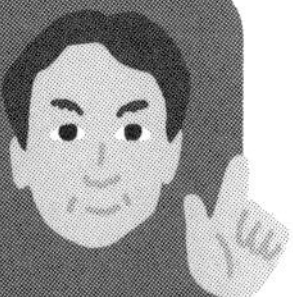

毎日の洋服選びを楽しめば、自律神経にもいい影響を与えます。

⑨ マスク生活で乏しくなった表情を取り戻すには

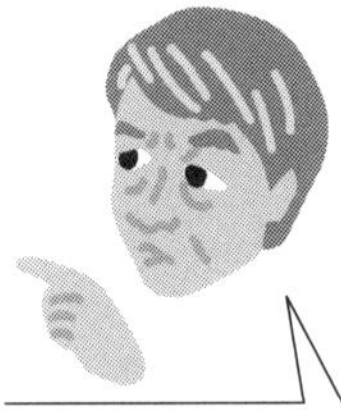

Q

2023年5月、新型コロナウイルスが5類感染症に移行し、マスクの使用は個人の判断に委ねられるようになった。マスクをしていると、顔の大部分が覆われてしまうため、コロナ禍で表情が乏しくなったと感じる人が多いようだ。とりわけ笑顔を作ることが苦手になったというのだ。これは深刻な問題ではないか

A

笑顔は副交感神経を活性化して免疫力アップにも効果を発揮

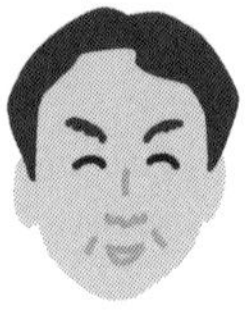

長期にわたるマスク生活で表情筋が衰え、自然な笑顔を作ることができない人が増えているのは事実です。何しろ、マスクで顔の半分以上を覆っていましたから、それも無理のない話かもしれません。

コロナ禍が落ち着いた今こそ、笑顔を取り戻すときです。

笑顔を作れば自律神経が安定します。**たとえ作り笑いでも、口角が上がれば顔の筋肉がほぐれ副交感神経が働き始めます。**すると、血液の流れが改善され、自律神経が整ってくるのです。

イライラしたり、気分がすぐれなかったりすると、ついついしかめ面になりがちですが、実はしかめ面をしているから、気分が悪くなるのです。試しに思い切り口角を上げて、笑顔を作ってください。なんとなく楽しくなってきませんか。

第2章でもお話ししたように、ガムを噛むことは口輪筋のトレーニングにつながりますが、笑顔を作ることにも効果があります。ガムを噛めば口輪筋を鍛えることになりますので、口角が上がり笑顔を作りやすくなるのです。

また、身だしなみを整えるために1日2回は鏡を見ましょうと121ページでお話ししましたが、その際、口角を上げて笑顔を作ってみてください。

高齢の男性の中には、鏡を見て笑うなんて、そんなくだらないことなどできないと思われる方もいるかもしれませんね。確かに、これまで自分の姿を鏡に映して見ることすらなかった人にとって、鏡の中の自分に向かって笑いかけるのは、なかなか照れくさいことでしょう。それでも試してみてください。自分が笑っている顔を見ると、気持ちが上向きになるものです。

また、**笑うことは免疫力アップにもつながります。**免疫力を高め、体内で発生するがん細胞を破壊する役目を担っているNK（ナチュラルキラー）細胞が、笑いによって活性化することもわかっています。

ほんの少し口角を上げるだけで、こんなにもたくさんの効果が得られるのです。

advice

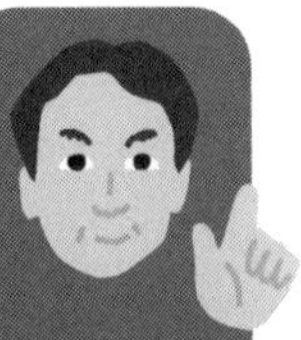

イライラしたら口角を上げて笑顔を作る。これで自律神経は確実に整います。

⑩「ゆっくり」を心がけることは自律神経にもいいのか

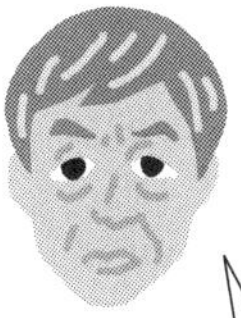

Q

89歳という年齢もあり、僕自身は歩くことをはじめ、日常の動きはとてもゆっくりだ。その一方で、自分ではとくに意識していないのだが、娘たちからは「短気だ」「すぐ怒る」としょっちゅう叱られている。焦りやイライラは、たとえ一瞬であっても、自律神経に悪影響を及ぼしてしまうものなのだろうか

A

「ゆっくり」を心がければ
すべてのことがいい方向に進みます

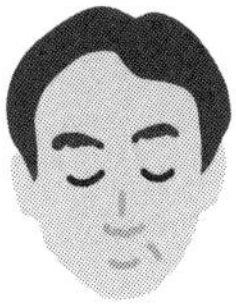

「急がば回れ」「短気は損気」ということわざもあるように、慌てれば慌てるほど、失敗することが多くなります。**気持ちが焦ればそれだけ交感神経が高まり、血流が乱れて脳の働きは低下し、思考力も判断力も落ちていく**からです。

ちょっと振り返ってみてください。忘れ物をするなど、何かを失敗してしまったとき、焦っていませんでしたか。急いでいいことは何もありません。だからこそ、歩くことをはじめ、話をしたり食事をしたりなど、日常の動作をゆっくりと行うことを意識してほしいのです。

急いでいるときは呼吸が浅くなっています。浅い呼吸は自律神経を乱し、それがますます呼吸を浅くし、イライラが募っていくという悪循環に陥ります。

ゆっくり動けば、自然と深い呼吸ができるようになりますので、副交感神経が高まっていきます。気持ちが安定することで行動にも余裕が生まれ、失敗が少なくなっていくというわけです。年齢とともに低下していく副交感神経の働きを高めるためにも、「ゆっくり」はとても大切な合言葉なのです。

とくに意識したいのが、「ゆっくり落ち着いて話す」ということです。

ゆっくり話すことがいい理由は、いくつかあります。まず、感情的にならずに済むことです。**人は感情的になればなるほど、話す速度が上がります。すると呼吸は浅くなり、自律神経が乱れていきます。**失言を招いてしまうのはそんなときです。「どうしてあんなことを言ってしまったんだろう」と後悔すれば、それがストレスとなり、ますます自律神経は乱れていきます。怒りを感じたときにも同じことがいえます。知らず知らずのうちに早口になってしまい、自律神経はどんどん乱れていくのです。

一方、ゆっくり話せば、落ち着いて自分の考えをまとめることができますので、失言も防げます。ゆっくり話したほうが内容は伝わりますし、説得力も増します。大事なことを伝えたいときほど、「ゆっくり」を心がけましょう。そうすれば、人間関係にもいい影響を与えます。

advice

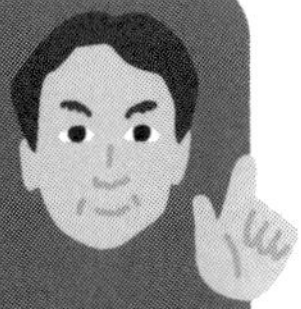

イライラしたり、焦ったりしているときほど
立ち止まってゆっくり深呼吸を。

第4章

認知症の進行を抑えるための自律神経の整え方

自律神経を整えることの大切さはよく理解できた。同時に脳も鍛えたいが、両方叶えるためのコツを教えてほしい

まず、自律神経のサイクルに合わせて脳を使うこと。そして、やりたいことをやれば脳は活性化されます

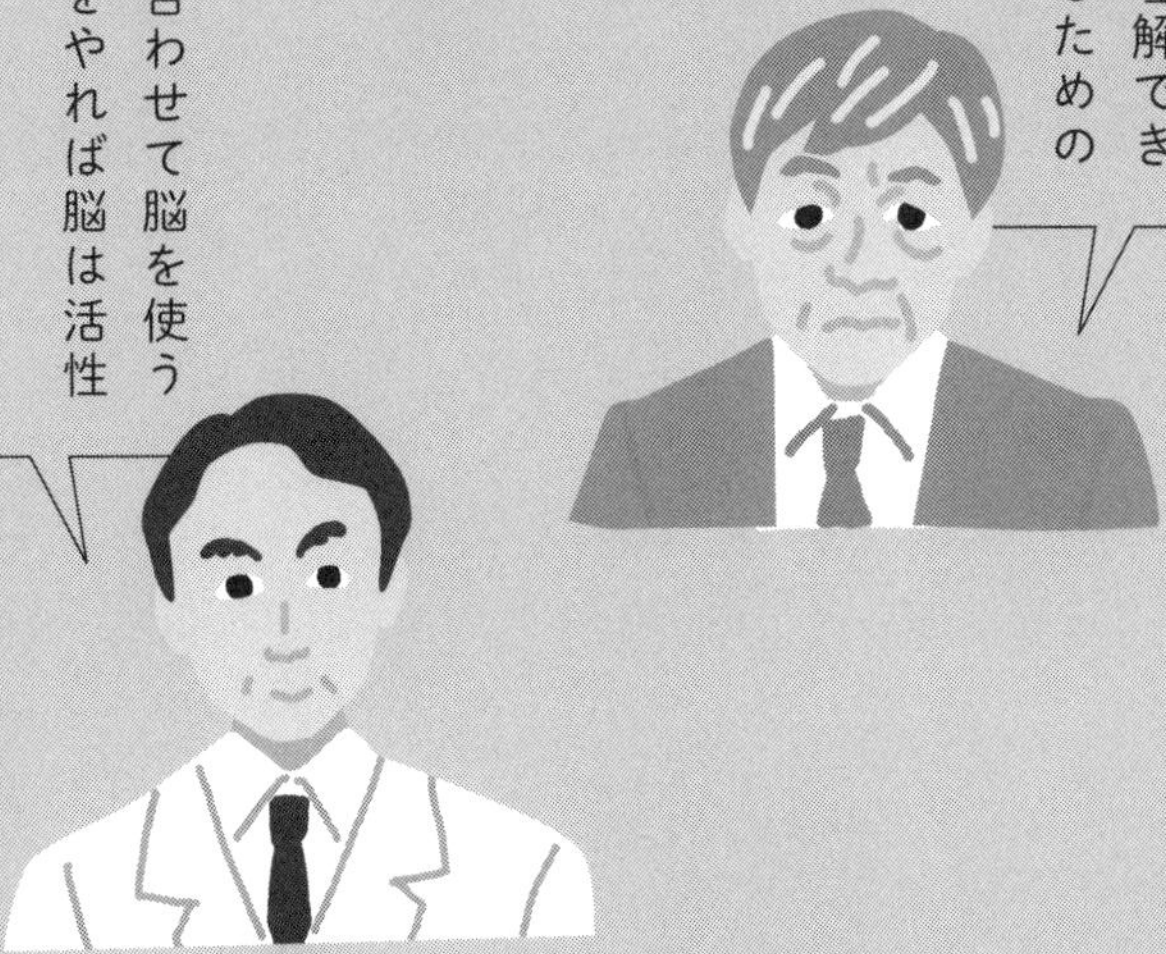

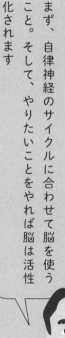

① 高齢者が身につけたいコミュニケーション術とは

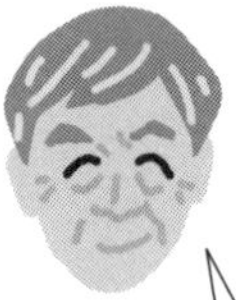

Q

僕は人と話すのが大好きだ。話すことが脳を活性化し、認知症予防にもつながると思っている。しかし、ついついしゃべりすぎてしまい、失言だと叩かれることも少なくない。僕はあまり気にしないが、そうした失敗を恐れて人と話すことに及び腰になってしまう人もいるだろう。高齢者のコミュニケーションのコツは何だろうか

A

話好きな人ほど要注意
自慢話や説教はほどほどに

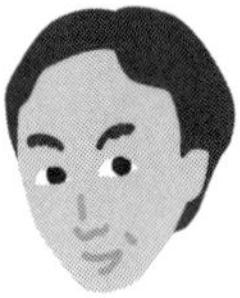

実は、私にも失言で痛い目に遭った経験があります。

以前の私は非常に早口でおしゃべりでした。そのせいで、うっかり余計なことを口走ってしまうこともたびたびありました。あとで思い返しては、しばらく自己嫌悪に陥るということを繰り返していたのです。当然、自律神経は乱れる一方でした。

そんな実体験から学んだことのひとつが、**「自分から会話の口火を切らない」**ということです。聞かれたことにはきちんと答え、それ以上は自分からペラペラしゃべらない。つまり「聞き役」に回るのです。

すると、周囲からは「よく話を聞いてくれる人」と評価されるようになりました。**周囲の話によく耳を傾けていると、あいづちも上手に打てるようになるので、話しているほうは安心します。**すると穏やかな雰囲気が生まれ、会話も弾んでいきます。

高齢の方は人生経験の積み重ねがありますので、それらを披露したい気持ちに駆られがちですが、気をつけないと自慢話になりかねません。前向きな言動は相手にとっていいことだと思っても、人によっては説教と受け止められかねません。人間関係に余計な波風を立てることになってしまいます。

聞き役に徹していると、相手を冷静に観察できるようになり、自分がいかにどうでもいい話をしていたかにも気づくことができます。そうすると、人とうまく付き合えるようにもなります。

聞き役でいると、いいことがたくさんあります。失言がなくなり、周囲の評価も高まり、自律神経も整う。まさに、「沈黙は金、雄弁は銀」ということわざ通りです。これまで不用意な発言で失敗したことのある人は、一度試してみてください。

advice

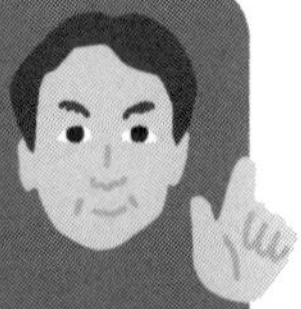

聞き役に徹していれば、失言を防げますし、周囲の評価も高まります。

② 朝に新聞を読む習慣は、老化防止に役立つか

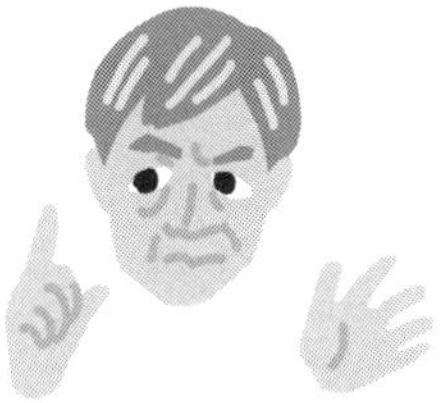

Q

僕は毎朝、全国・ブロックの新聞を6紙読んでいる。これにスポーツ紙も加えて約1時間かけてじっくり読む。それが僕の朝の習慣になっている。

読んでいるうちに疑問が生まれたら、自分で調べたり取材した記者に聞いたりして解明していくのも楽しい作業だ。こういうことも老化防止に役立っているだろうか

A

1時間の早起きで
脳も自律神経もフル回転

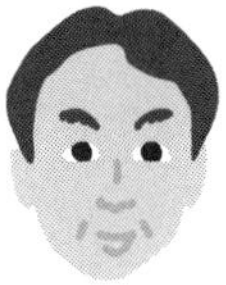

第2章と第3章でもお話ししたように、一日の中で最も自律神経が整う時間帯は朝です。**起床後、副交感神経が交感神経に切り替わると同時に、脳も活性化していきますので、午前中は想像力を働かせる作業に適しています。**

起床後、田原さんのように新聞を読んで朝の時間を過ごすことは正解です。私も起床後は、丁寧にコーヒーを淹れたり、その日の予定を確認したりしながら、ゆったり過ごすことを心がけています。

朝は自律神経にとって最高の時間です。この貴重な時間帯をさらに有効活用するため、私がおすすめしたいのが、**「1時間早起きすること」**です。

加齢とともに、耳が聞こえにくくなったり、物忘れが増えたりと、さまざまな不自由が生じますが、いいこともあります。早起きが得意になることです。

若い頃はなかなか起きられなかったけれど、年をとると朝早く目が覚めるようになるのは、加齢による副交感神経の低下が原因のひとつです。せっかく早起きできるようになったのですから、田原さんのように新聞を読んで情報収集をしたり、本を読んだり、勉強したりして有効に使いたいものです。

早朝にウォーキングや体を動かしたりする人もいると思いますが、高齢の方には起きてすぐの運動はおすすめしません。朝は交感神経が高まっていますので、血管が収縮し、筋肉が硬いため、膝や腰などの関節にも負担がかかりやすくなります。つまり、ケガしやすくなるということです。

さらに、**まだ完全に体が目覚めていない状態で体を激しく動かすと、自律神経のバランスが乱れてしまいます。**朝の運動は、早起きした達成感も加わって効果を得られたような気分になりますが、朝食を食べ終えた頃には自律神経の乱れで疲れが出てしまいます。どうしても運動したいという人は、朝食後しばらくして、自律神経が安定してから行うようにしましょう。

advice

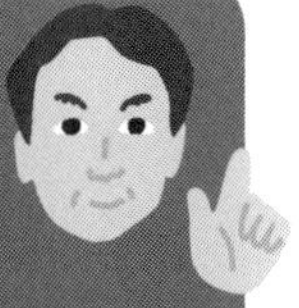

朝は自律神経と脳にとって最高の時間。情報収集や勉強に最適です。

③ 出不精でも刺激のある毎日を送るにはどうすべきか

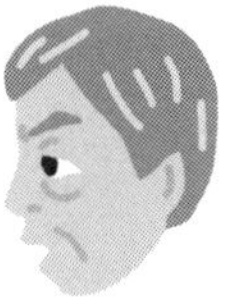

Q

高齢になると出不精になる人が多い。家の中に家族など話し相手がいればまだいいが、一人暮らしでやる気が起きなければ、刺激もなく社会から孤立した状態で暮らすことにもなりかねない。一人暮らしの高齢者はどうすればいいのか

A

寝る前の振り返りが明日への活力を生み出します

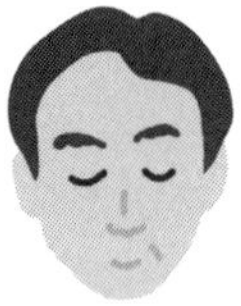

誰とも会わずに終日、自宅で過ごすことが何日も続けば、毎日がつまらなく思えてくるでしょう。刺激のない日々をボーッと過ごしていると、交感神経の働きが低下し、当然、脳の認知機能も衰えていきます。

メリハリのない毎日だと思っていても、よくよく意識して見ていけば、多少なりとも変化は訪れているものです。たとえば、毎日家でテレビを見ている人なら、ドラマを見ていたら好きな俳優が出た、野球のナイター中継でひいきのチームが勝ったなど、**小さな喜びや幸せ**を感じることがあるはずです。

毎日の暮らしの中でちょっと意識するだけで、身体の活動スイッチが入り、交感神経が高まって意欲的に行動することができるようになります。

日常生活の中にあるささやかな「幸せ」に気づくために最適な方法は、日記をつけることです。今日はどんなことがあったかな、とゆっくり一日を振り返ってみれば、何かしら書くことが見つかるはずです。

そこで、手始めに今日あったいいことをひとつだけ、1行で書いてみてはいかがでしょうか。さらに、よくなかったこと、明日やりたいことを、それぞれ1行で書き加えます。私はこれを「3行日記」と呼び、もう30年以上続けています。

私の書き方はこうです。

1行目「失敗したこと」
2行目「うれしかったり感動したりしたこと」
3行目「明日やりたいこと」

1行目に失敗したことを書くのは、同じ失敗を繰り返さないためです。「財布を忘れた」「テレビをつけたまま寝てしまった」「ベランダの植木に水をやるのを忘れた」など、その日一番「しまった!」と思ったことを書きましょう。

2行目の「感動や感謝」はどんなに小さなことでも構いませんので、「楽しい」「うれしい」と感じたことを書きます。

3行目に「目標、やりたいこと」を書けば、明日への気力がわいてきます。「明日は30分早起きする」「図書館に行って読みたかった本を借りる」「美術館に行く」など、**具体的に書き出すことでイメージも明確になり、生活に張り合いとリズムが生まれます。**できなくても気にしない。また翌日の目標にすればいいだけです。

最近では、スマートフォンにも日記機能がありますが、私は断然、手書きをおすすめします。なぜなら、手書きのほうがより心に刻まれるからです。

書くことで、一日を振り返る習慣が身につき、それが「小さな幸せを意識して生活する」ことにつながるのです。

advice

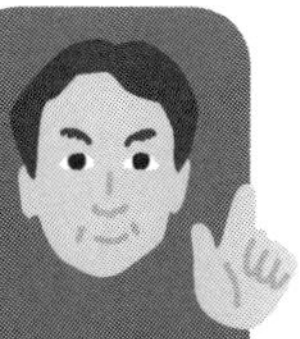

日記を書くことで、生活の中の小さな幸せにも意識が向き、気持ちが豊かになります。

④難聴が認知症を進行させるのは本当か

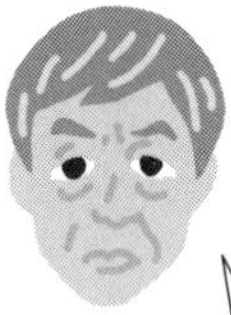

Q

僕は今、補聴器をつけている。以来、むやみに怒らなくなったと家族には好評だ。自分でも聞こえないストレスを感じずに済むようになったと思っている。難聴はイライラを招くだけでなく、認知症も進行させると聞いたのだが、本当だろうか。自律神経の働きとの関係を教えてほしい

A

認知症のリスクになるので、耳が聞こえにくいと感じたら、補聴器の活用を検討しましょう

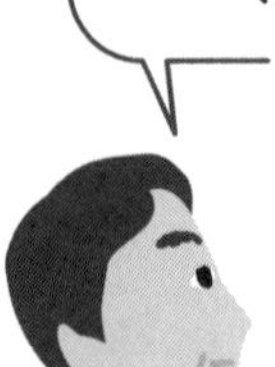

自分では耳が遠くなったという意識はないのに、相手の話を何度も聞き返したり、聞き間違いをしたりすることが増えたという人もいると思います。また、家族からテレビの音が大きいと注意され、初めて自分の耳が遠くなったことに気づいたという人もいるでしょう。

加齢に伴い耳が聞こえにくくなることを「老人性難聴」といいます。

難聴はテレビの音をはじめ、玄関チャイムや電話の呼び出し音が聞こえないなど、日常生活で不便を感じることに加え、周囲とのコミュニケーションにも悪影響を及ぼします。相手の話を聞き取れなければ、イライラが募り、自律神経が乱れていきます。「えっ、何か言った？　もっと大きな声で話してくれ」など、つい相手に大声で言い返してしまったという経験を持つ人もいるのではないでしょうか。

また、**相手の話が聞こえないことに対して引け目を感じ、他人との関わりを避けるようになり、家に引きこもりがち**になってしまう。こうした積み重ねがストレスとなり、自律神経は乱れていきます。

老人性難聴は老化現象のひとつですので、補聴器をつけて聴力を補うことが一番の対策です。田原さんの場合、生放送の討論番組に出演しておられますので、相手の話をきちんと聞き取るため、補聴器をつけるという選択をなさいました。

でも、「補聴器＝老人」というイメージを持ち、抵抗する人も多いかもしれません。

加齢性難聴は、放っておけばどんどん進行します。耳が聞こえないと、前述したように周囲との会話に加われなくなり、社会的孤立状態を招きます。**疎外感を抱いたまま過ごしていると、自律神経はどんどん乱れていきます。**

また、コミュニケーションを断ってしまえば、耳から入ってくる情報が減少し、自分から話すこともなくなりますので、脳への刺激も激減します。聴力の低下と脳機能の低下が密接に関係しているという調査報告もあるほど、**難聴は認知症リスクを高めてしまう**のです。

低下した聴力は補聴器で補うしか方法はありませんが、日常生活でも次のことに気をつけることで進行を遅らせることは可能です。

主な注意点は3つあります。まずはストレスを溜めないこと。次に、耳を手で揉んでほぐすなどして耳の血流をよくすること。そして、大きな音を避けることです。大きな音には高速道路や電車の走行音も含まれます。もし、自宅近くに騒音を発する場所があれば、窓を防音ガラスにしたり、背の高い家具を置いて音を防いだりするなど、騒音を避ける手立てを施しましょう。

また、どうしても相手の話が聞き取れなかったら、**「もう少しはっきり、ゆっくり話してもらえませんか」とお願いしてみては**どうでしょう。お互いにコミュニケーションをとろうという意欲を削《そ》がないためにも、高齢者側から若い人たちへの働きかけも必要なのではないでしょうか。

advice

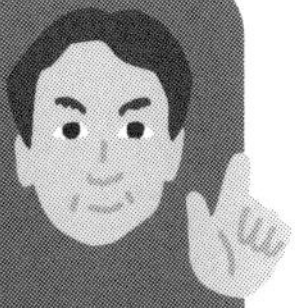

補聴器を活用し、家族や友人たちとの会話を楽しみましょう。

⑤ 高齢者が避けられない物忘れの対処法は？

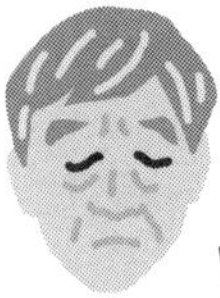

Q

先日、ある雑誌で対談したときのこと、最近ニュースで取り上げられることの多い「チャットGPT」*が話題にのぼったのだが、この単語を僕はどうしても覚えられなかった。「チャットGPT？ チャットGDP？」と何度も聞き返してしまった。しかも、せっかく覚えたのにすぐ忘れる。高齢者特有の物忘れは、どうやって防げばいいのだろうか

＊対話型生成人工知能（AI）

A

物忘れは誰にでもあること
関連づけで防ぐことができます

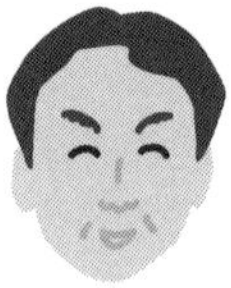

新しい情報は何回も繰り返し口にしたり、頭の中で反芻《はんすう》したりして覚えましょう。耳慣れない単語はすぐには頭に入ってこないものです。そんなときは、**自分の身近なものやよく使う言葉と関連づけるのが効果的です。**

たとえば「チャットGPT」なら、私なら「ALT（GPT）」と掛け合わせて覚えます。ALT（GPT）は肝臓の細胞に含まれる酵素で、医師にとっては忘れようのない単語です。そうやって、自分にとって身近なものに関連づけられる言葉を探す作業も、自律神経にも脳にもいい影響を与えます。

物忘れがひどくなると、自分は認知症ではないだろうかと不安になる人も多いようです。でも、高齢になって物忘れが増えるのは、ある程度仕方のないことです。加齢に伴い脳の機能も低下していきます。**「年をとればそんなこともあるさ」**くらいの気持ちで受け止めましょう。**思い出したいのにすぐ思い出せないことを気にしすぎると、かえって自律神経が乱れてしまいます。**

たとえば、テレビに出ている芸能人の名前が思い出せない、ものを取りに行ったのに何をしに来たか忘れてしまう、一昨日の朝、何を食べたかが思い出せない等々、思い当たる人もいるのではないでしょうか。でも、こうした物忘れは誰にでもあることなので、それほど気にする必要はありません。

そうはいっても、財布や携帯電話を忘れて出かけてしまったら、仕方がないでは済まなくなりますよね。財布を忘れては支払いができませんし、携帯電話がなければ誰とも連絡が取れなくなります。取りに戻ることになれば時間もムダになり、そのことでイライラすれば、自律神経も乱れてしまいます。

最低限の忘れ物はなくしたい。では、どうすればいいでしょうか。

私の場合の予防法は、**玄関ドアの内側に「サケトカメ」と書いた1枚のメモを貼る**ことです。これは、「財布、携帯電話、時計、鍵、名刺」の頭文字で、私は家を出る前にこのメモを見て、この5つが鞄の中やポケットにちゃんと入っているかどうかを確認します。

途中で忘れ物に気づいて引き返すのは最もムダな時間ですし、忘れ物をした自分にイライラすれば、しばらくの間、自律神経は乱れっぱなしになってしまいます。

玄関のドアに貼ることにも意味があります。玄関のドアは家と外の境界線のような場所だからです。**家の中から外側の世界に出るとき、私たちは無意識のうちに緊張し、自然と動作が速くなります。**せっかく整えた自律神経が玄関先で乱れることを防ぐため、メモを確認することで呼吸を整えているというわけです。

忘れ物チェックは身支度をする部屋で済ませるという人は、玄関ドアには別のメモを貼ってもいいでしょう。たとえば、「3回、深呼吸してから出かけよう」「焦らずゆっくり」など、うっかり忘れそうになる心得を書いておくのもよいでしょう。ここで必要なのは、**外に出る前に玄関先で一息つく**ことです。メモを読むことで自律神経を整え、外に出てもその調子を崩さないためです。忘れ物を防ぎ、その日を機嫌よく過ごすために、ぜひ試してみてください。

advice

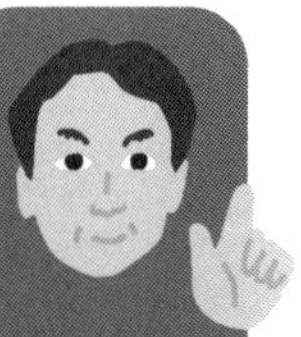

玄関に持ち物メモを貼れば、忘れ物がなくなり、一日中、自律神経が整います。

⑥ 年をとったら、ある程度わがままでいいのではないか

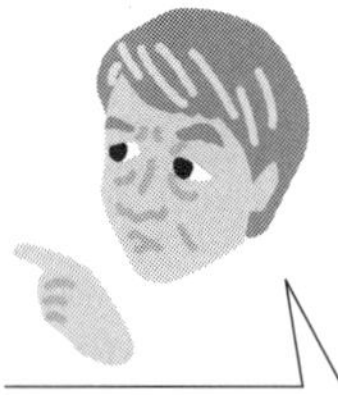

Q

「朝まで生テレビ！」で激論を戦わせることが僕の元気の源。年をとったら「いい子」でいる必要はない。でも、「若い人たちには迷惑をかけたくない」と周囲に気兼ねする高齢者が少なくない。他人の目を気にせず、言いたいことは言う、やりたいことはやる。それが高齢者にはとても大事だと思うのだが、どうだろうか

A

「わがまま」は自律神経を整え、活力を与えてくれます

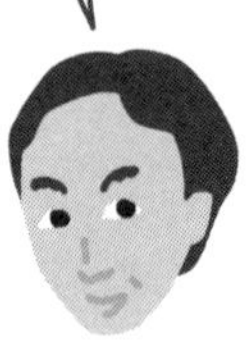

職業柄、私はこれまで多くの患者さんの終末期に立ち会ってきました。

余命わずかとなった人たちの多くは、「もっと自由に生きればよかった」という後悔を口にされます。その経験から、「我慢したまま人生を終えるのは悔いが残る」と強く感じています。

我慢して気の合わない人と付き合う、やりたいことを我慢する……**我慢に我慢を重ねていると、どんどんストレスが溜まっていきます。**自律神経が乱れ、自律神経失調症になりかねません。我慢が、時間と健康を奪ってしまうのです。

高齢者が元気でいるためには、わがままに生きればいいのです。ただし、ここでいう「わがまま」とは、自分勝手で横暴な言動をしたり社会のルールを無視したりすることではありません。**自分のやりたいことにこだわり、それを貫き通すことです。自分の軸がぶれない、つまり「我がまま」な生き方**を指しています。

たとえば、田原さんの場合、常に問題意識を持ち、激論を戦わせています。その根底には、戦争体験者として二度と日本を戦争する国にさせないという強い責任感がある。これが田原さんの軸なのです。だから、周囲に何を言われようと、自分の思うところを訴え続ける姿勢を崩さないのでしょう。

田原さんのように、しっかりした軸を持つことができれば、「我がまま」に進んでいくことができます。

そう言われても、自分には難しいと尻込みされる人もいるかもしれません。そこで、まずは、**「我がまま」のハードルを下げてみましょう。**

たとえば、プラモデルづくりが趣味の人がいたとします。どうしても仕上げたい作品があるので、完成するまで家族の誰とも話をせず、プラモデルづくりに専念する、これも立派な「我がまま」です。その姿勢を意識して貫くことで、自律神経が整っていきます。それが生きる活力にもつながります。高齢者ほど、「我がまま」に過ごしましょう。

advice

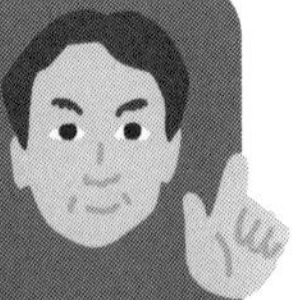

小さなこだわりを貫き通すことも、立派な「我がまま」です。

⑦ 親子関係に悩む高齢者が心がけることは？

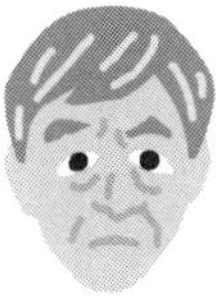

Q

高齢の親を心配するあまり、成人した子どもらがあれこれ口出しするケースは多い。しかし、「危ないから」といって行動を制限してしまうと、高齢者の楽しみを奪うことになる。周囲の過干渉に腹を立てて、もっと自由にさせてほしいと思っている高齢者は多いはず。親子関係がギクシャクしないようにするには、どうすればよいか

A

衝突しそうになったら、相手の思いに耳を傾けて

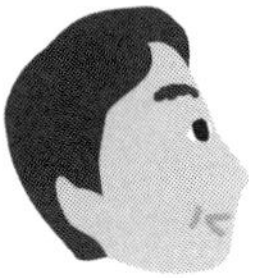

高齢の親を気遣うあまり、つい口うるさく言ってしまう娘さんや息子さんもいるでしょう。心配するのは親御さんを思ってのことで、何も意地悪でやっているわけではないのです。

とはいえ、言われた側からすると、次々とダメ出しをされると意固地になってしまう場合もあるでしょう。こうなると、お互い悪循環に陥ってしまいます。

ここで思い出してほしいのが、第3章でお話しした「あなた＝私ではない」という考え方です。自分（私）にとっては少々わずらわしいと感じても、お子さんたち（あなた）は、親御さんがケガをしたり病気になったりすることが心配なだけです。**決してやりたいことを取り上げようとしているわけではない**のです。

ストレスの原因の9割は人間関係にあるということを、第3章でお話ししました。とくに影響が大きいのは「話し方」、あるいは「伝え方」です。

コミュニケーションをとるときに心に留めなければいけないのは、「相手が幸せになるためには、どんな言葉をかけるべきか」。そして、言葉をかけられたら、「どんな返答・対応をすれば相手の思いに応えられるか」を考える、この2つです。

たとえば、多少言いにくくても、相手を大事に思うからこそ伝えなければならないこともあります。これは高齢の親を持つ人がぶつかる壁かもしれません。でも、相手がどう感じるか、どういう言い方をすれば受け入れてくれるかを想像しながら声をかければ、コミュニケーションはぐんととりやすくなるのではないでしょうか。

一方、親御さん側は、お子さんたちの**言葉の奥にある「相手を幸せにしたい」という気持ち**をしっかり受け止め、きちんと感謝を伝えることが大切です。それだけで、意固地になりがちだった自分の気持ちが優しい方向にリセットできますし、お互いの自律神経が整うのです。**「自分が幸せになる」「相手を幸せにする」ことを前提にコミュニケーションがとれれば、自律神経が安定します。**

田原さんは、いつもそばで仕事のサポート役を務める娘さんのことをよくお話しになります。「娘が毎日、僕のことをボロクソに言って怒るんですよ」と。でも、田原さんは、とてもありがたいことだとおっしゃいます。自分のことを怒ってくれるのは娘しかいない、心配してくれているから怒るのだと、きちんと理解されているのです。

もし、あれこれ指示してくるお子さんたちと衝突しそうになったら、「あなた＝私ではない」と自分に言い聞かせてみてください。そのうえで、相手の言うことにも耳を傾けてみることが大事です。

advice

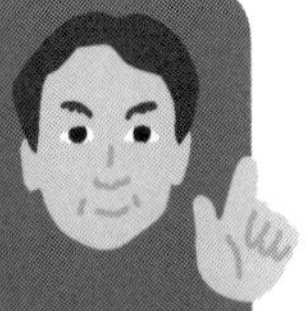

お子さんたちがあれこれ口出ししてくるのは、愛情の表れと受け止めましょう。

⑧ 病気になっても悲観しないためにはどうすべきか

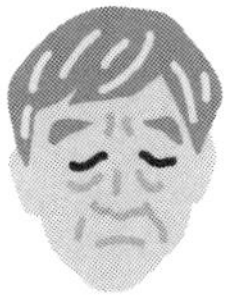

Q

高齢者の一番の心配事といえば、やはり病気のことだろう。病気で寝たきりになって要介護になったらどうしよう、と恐れている高齢者も多いはずだ。たとえ病気になっても悲観せず、上手に付き合っていきたいものだ。病気への心得を教えてください

A

病気も要介護も想定内にしておくと安心して毎日を過ごせます

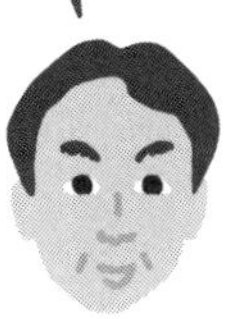

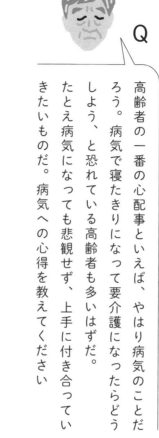

年齢を重ねるにつれて体力や気力は低下し、健康に対する不安が増していきます。

頭痛がすれば「脳梗塞の前兆かも」と不安になり、胃や腸に痛みがあれば、「がんではないか」とおびえ、さらには、自分や配偶者が要介護状態になったらどうすればいいんだろうと心配になる……考え出したらキリがありません。

不安や迷いは自律神経の大敵です。自律神経が乱れた状態で過ごしていれば、自律神経失調症になってしまい、脳や臓器、血管、免疫、精神など、全身に影響が及ぶので、思わぬ病気を引き起こしかねません。

不安を取り除くためには心構えをしておくことが必要です。**病気も要介護も想定内のことと考え、あらかじめ準備しておくのです。**

たとえば、病気になったらどこに入院するか、費用はどのくらいかかるのか、保険でどの程度カバーできるのかなど、元気なうちにさまざまな状況を想定して準備し、問題を解消しておけばよいのです。

介護についても同様です。介護が必要な状態になった場合の相談窓口はどこか、配偶者を自宅で介護するための介護ベッドをどこに置くか、施設に入るとしたらどこがいいかなど、不安要素を洗い出し、介護を受ける前提で準備しておくのです。そうすれば、病気や介護が現実のものとなったとき、慌てずに対処できます。

人生に思わぬ事故はつきものです。実際に体のどこかに不調を感じ、しかもそれが2週間以上続いていたら、必ず病院で受診してください。**現代の医療技術なら、早期発見できれば、ほとんどの場合、大事に至らずに済みます。**高齢者の場合、たとえがんになっても進行はゆるやかです。

何事も想定内のこととし、しっかり準備しておく。そして、体の不調を感じたらすぐに病院で検査を受ける。この2点を心に留め、ストレスから解き放たれましょう。このように意識するだけでも、自律神経は整います。

advice

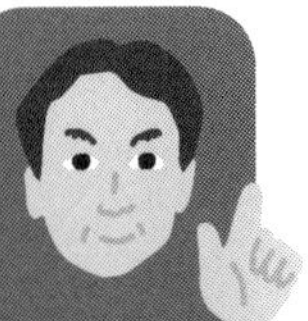

人生に思わぬ事故はつきものです。
準備しておけば、何があっても慌てずに対処できます。

⑨ 終活は自律神経を整えることに役立つのか

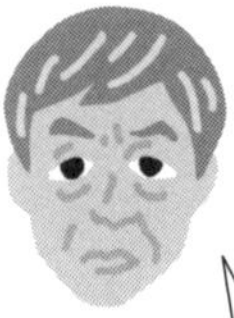

Q

僕は終活にはまったく興味がない。遺産は3人の娘に均等に分配してほしいと公認会計士にお願いした以外は、とくに考えていない。しかし、新聞や雑誌やテレビでこれだけ話題になっているということは、実践している人も多いのだろう。終活で自分が死ぬことをイメージするのは、果たして自律神経にとっていいことなのか

A

自分の死を想定内だと認めると、自律神経にいい影響を与えます

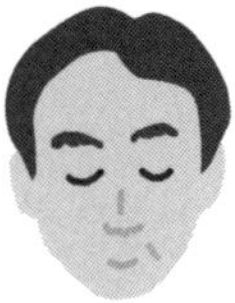

想定内にしておくのは、病気や要介護に関してだけではありません。病気や事故、災害などで、突然命を落とすことがあるかもしれません。残された家族に迷惑がかからないよう、準備しておくことは必要です。このように人生の最期を迎えるにあたり、いろいろな準備を行い、人生の総括を行うのが「終活」で、最近は取り組む人が増えています。

私は今、63歳ですが、田原さん同様、お金のことは家族に伝えてあります。銀行預金や資産に関わることなど、万が一、私に何かあっても残された家族が困らないよう、必要最小限のことだけはわかるようになっています。

自分が死ぬときのことを考え、身の回りを整理したり、あれこれ準備したりするのは自律神経にとてもいい影響を与えます。なぜなら、整理や準備ができていれば、**心配事が減る**からです。

終活で決めておくのは、お金のことだけではありません。たとえば、延命治療をするかしないか。考えるのは勇気がいることですが、ご自身の問題です。**自分の意思をきちんと伝えておけば、家族に余計な負担をかけずに済むのです。**

一人暮らしの方にも、準備しておくべきことはいくつもあります。

そのひとつが、病気になったりケガで動けなくなったりしたとき、誰に相談するかということです。相談すべき相手の連絡先や連絡方法をあらかじめ把握しておかないと、いざというときに対処してもらえず、適切な治療や介護が受けられなくなることも考えられます。

身寄りのない一人暮らしの方が亡くなった場合、市区町村が火葬を担当します。ただし、これはあくまでも事務処理のひとつであり、葬儀をあげてくれたり、遺品整理を代行してくれたりすることはありません。**「自分が死んだあとは国がなんとかしてくれるので、何もしなくても大丈夫」と考えるのは間違いです。**準備がなければ、万が一のとき、周囲に多大な迷惑と負担を強いることになってしまうのです。

最近では、社会福祉協議会などの民間組織が事前に死後事務委任契約を締結したうえで、一人暮らしの人の死後事務を行う場合もありますので、**情報収集をして、しっかり準備しておきましょう。**

終活はこれまでの人生を見つめ直し、いざというときのために備えるものです。準備ができていれば、この先の人生はきっと穏やかで充実したものになるでしょう。

advice

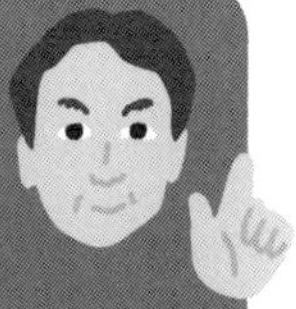

終活は、残りの人生を安心して生きるために行うものです。

⑩ 高齢者が悲観せず、死と向き合うために

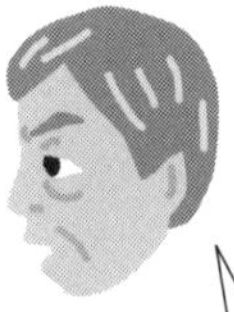

Q

僕は80歳を過ぎた頃から、いつ死んでもいいと思えるようになった。理想はテレビの本番中にポックリ逝くことだ。そんなふうに考えられるほど、死はまったく怖くない。しかし、死を恐れる高齢者は多い。老人性うつも引き起こしかねない死に対する不安は、どうやって克服すればいいのだろうか

A

死ぬことを必要以上に恐れず
生きている今を大事にしましょう

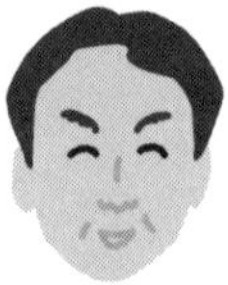

死ぬのが怖いという人は多いでしょう。

でも、前述したように「死にたくない」と思っても、死は誰にでも訪れますし、そこから逃れることはできません。

少し前に義理の父が亡くなり、葬儀のあと、お坊さんがこんな話をしてくれました。

「死というのは、それほど恐ろしいものではありません。なぜなら、人間、生きているうちは毎日が修行です。でも、死を迎えたことでようやくその修行から解放されます。そう考えれば、死というのは決して悪いものではないのですよ」と。

その言葉は真理をついていると私は考えました。

つまり、**死は終わりではなく、「新しい生」の始まりであるということを意味しているの**です。

欧米では宗教を心の支えにし、死を恐れず最期のときを迎える人がたくさんいます。それは「死が終わり」ではないと考えるからです。死を迎えたとしてもそれは通過点に過ぎず、その先の未来がある、そう思うことで、最期の瞬間まで希望を失わずに生きることができるのです。

高齢になれば、家族をはじめ、親しい人たちとの死別の機会も増えていきます。身近な人の死は重くつらいものです。テレビで見る有名人の訃報であっても、ショックを受けて落ち込むこともあるでしょう。

友達もどんどんいなくなるし、自分もそろそろかもしれない、などと**悲観的なことばかり考えていれば、自律神経のバランスが乱れて体調を崩し、寿命を縮めてしまう**ことになりかねません。

生きているものは、いつか死ぬのです。自然の摂理ですから、**「死にたくない」と願うのは現実から目を背けているに過ぎません。**死は誰にでも訪れますが、それは今ではありません。生きている今のうちに、気になっていること、最期のときに後悔しそうなことを解決しておく。それが有意義な時間の過ごし方だと思います。

第1章で私は、「今日が一番若い」と考えることで、マイナス思考から抜け出しましょうとお話ししました。ここでもう一度、そのことを思い出してください。

もし、**死の恐怖に囚われそうになったら、「今日が一番若い」と自分に言い聞かせてください。**

一番若い今をムダにせず、最期を迎えるその日まで精一杯生きる、人生を全うすることが大切なのです。

advice

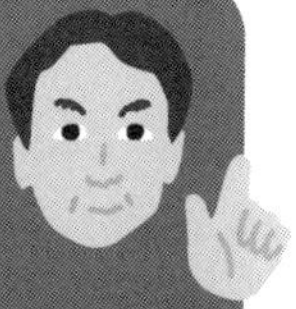

人生の最期が訪れるその日まで、力の限り生き抜きましょう。

第5章　対談＊

患者力を身につけて、機嫌よく生きる

田原総一朗

×

小林弘幸

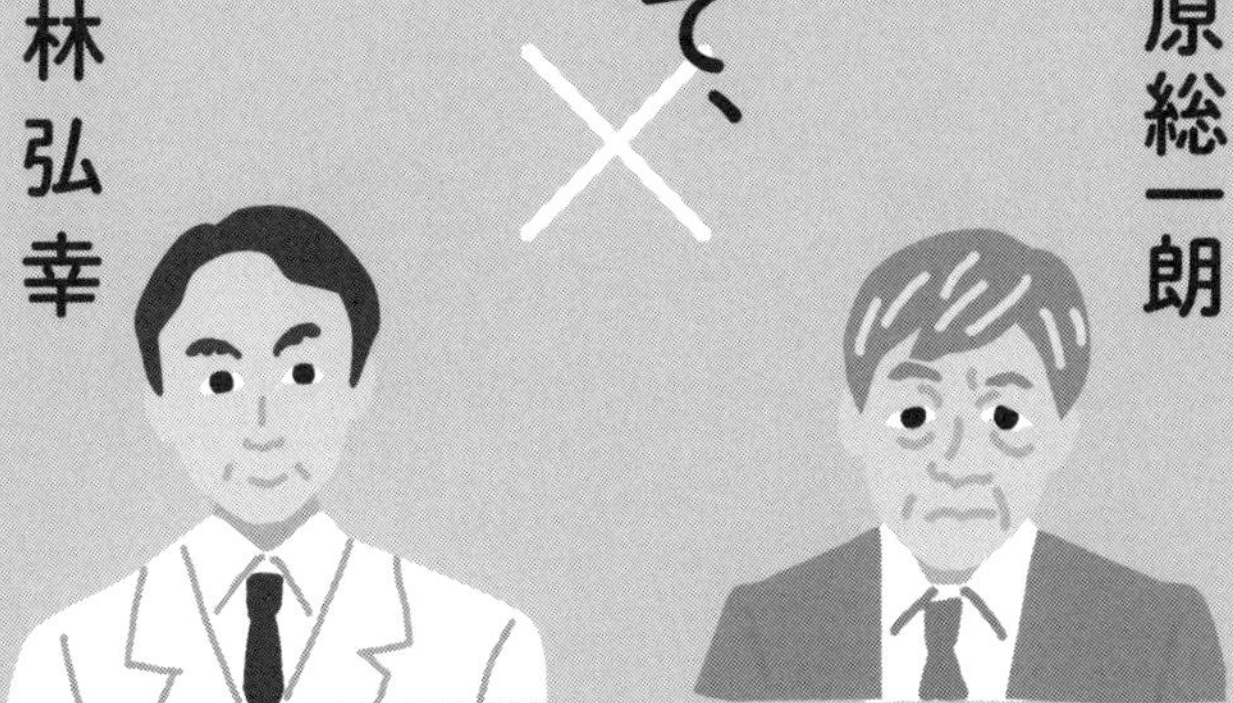

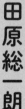

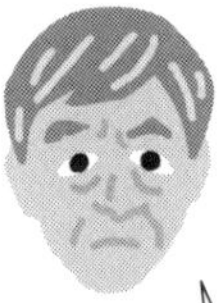

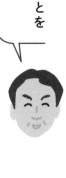

定年後の孤独から抜け出すには、
どうすればいいだろう

まずはワクワクできることを
探しましょう

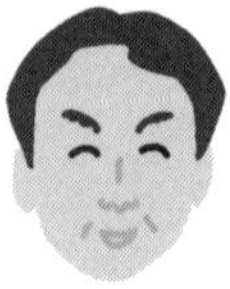

患者自身が症状を把握することが大事

田原総一朗（以下・田原）　小林先生と初めて会ったのは、元宝塚歌劇団のトップスターで、現在は女優の鳳蘭《おおとりらん》さんとの食事の席だったね。僕の仕事を手伝ってくれている娘が鳳蘭さんのファンで知り合いというつながりで、鳳蘭さんが小林先生をその場に呼んでくださった。

小林弘幸（以下・小林）　田原さんは「朝まで生テレビ！」で激論するイメージが強かったので、怖い方なのだろうと思っていました。下手なことを言って怒られたら怖いので、実はあまりしゃべらないようにしていたんですよ（笑）。

田原　そうだったの？　そのときは食事だけで終わったけど、それからしばらくして、小林先生に診てもらうことになった。あれは確か東日本大震災後の2012年3月だったかな。福島に講演に行ったんだけど、その帰りの新幹線の中でものすごく体調が悪くなってしまった。

小林　田原さんは長年、便秘で悩んでいらしたんですよね。

田原　そう、そのときも便秘がひどかった。一緒にいた娘は2、3日出なくても心配ないと言うんだけど、僕はもう苦しくてね。そのとき小林先生が腸のスペシャリストだということを思い出したんです。新幹線の中から電話して、東京駅に着いたその足で小林先生が勤務されている順天堂医院に直行した。

小林　診察に見えたときの田原さんは、なんとなくイライラが募っていらっしゃるように見えました。講演帰りのお疲れはもちろんですが、当時は相当ストレスが溜まっていらしたのではないでしょうか。

田原 今思うとそうかもしれないね。診察で先生はとにかく僕の話をよく聞いてくださった。もちろん薬も処方してもらったけど、それ以上に、丁寧に話を聞いてもらい安心できたことが大きいね。

小林 田原さんにかぎらず、私は患者さんにああしろこうしろと指示を出すことはしません。田原さんが診察にいらしたときもそうでしたが、**患者さんがご自身の症状をしっかり把握し、現状を受け入れられるようにしてあげるのが一番いいと考えています。**そのうえで食物繊維が多めの食事を1日3回、腹七分目の量にしましょうなど、腸のために有効なアドバイスをしました。田原さんの場合は、脱水傾向が見られましたので、脱水に偏らないようにしてさしあげることが必要でした。

田原 僕は小林先生に診てもらうようになる前、複数の病院にかかっていて、けっこうめちゃくちゃな薬の飲み方をしていた。だから相当厳しく言われるんだろうなと覚悟していたんですよ。でも、先生は怒ったりせず、実に穏やかに薬の量を調整してくださった。今は少しでも腸に不安なことがあれば、すぐ小林先生に診てもらえるので安心して仕事ができるようになりましたよ。

定年後の男性に便秘が多いわけ

小林　田原さんの便秘の原因のひとつにストレスが挙げられるように、**脳と腸は密接に関係しています。**脳が緊張や不安などのストレスを受けると、その情報が腸に伝えられ腹痛や下痢、便秘などを引き起こすのです。一方で腸内環境が悪化すると、その情報が脳に伝わり自律神経が乱れ、さまざまな心身の不調が起こりやすくなります。こうした脳と腸の関係は**「脳腸相関」**と呼ばれています。田原さんのように便秘で悩んでいる高齢者は、少なくありません。とくに男性に多いんですよ。

田原　便秘は若い女性に多いイメージがあるけどね。

小林　おっしゃる通り、便秘は女性に多いといわれていますが、60歳を過ぎると男性の数が急増していきます。

田原　つまり定年前後に男性の便秘が増えていくというわけだ。それはこういうことだろうか。現役時代は、ゴルフも麻雀も酒を飲むのもすべて会社の仲間と楽しんでいた。しかし、定年になるとそのつながりが一気になくなる。つまり社会から孤立し孤独を感じるようになるんですね。孤独は自律神経を乱し、便秘がちになる。その状態が長く続くと落ち込みから抜け出せず、うつになることもあるといわれる。このへんはどうですか。

小林　確かに、孤独は自律神経に非常に悪影響を与えます。なおかつ60代から70代にかけては副交感神経の働きが急激に低下します。便を押し出す腸のぜん動運動は副交感神経が優位なときに活性化しますので、副交感神経が働かなければ便秘を引き起こすというわけです。

田原 定年後の孤独と加齢、これが自律神経を乱し腸の働きを鈍らせる。高齢男性に便秘が多いのはそのせいだ。

小林 さらにもうひとつ自律神経を乱す大きな原因があります。定年退職後は体を動かさなくなる人が多いですよね。そうすると、ワクワクすることがなくなる、実はこれが自律神経にとって最も悪いと僕は思っています。

田原 ワクワクすることとは？

小林 **楽しんだり感動したりして感情を動かす**ことです。映画を観る、美術館に行く、神社巡りをするなど、どんなことでもいいので自分の興味のあることに挑戦したり、行きたい場所に足を運んでみたりする。夢中になっているときはもちろんですが、予定が入っていると思うだけで気持ちがワクワクしてきませんか。

田原 なるほど。定年後、家にこもってしまう人も多いというしね。

小林 体を動かさなければ新しい体験はできませんし、感情も停滞してしまいます。そうなれば自律神経のバランスもどんどん乱れていきます。その結果、血流が悪化し疲労が増しますし、免疫機能も落ちて病気にもなりやすくなってしまう。ワクワクは、老化を食い止めるための重要なキーワードなのです。

身だしなみを整えると自律神経が整う

田原 定年後にワクワクするものを見つけるためにはどうすればいいんですか。

小林 現役時代、やりたいと思いながら時間がなくてできなかったことを思い出してみてください。誰でもひとつやふたつはあるのではないでしょうか。可能なら、定年前に自分が好きなことや、やりたいことを見つけておくといいと思います。

田原 定年後に探すのは遅いんだ。

小林 遅いということはありませんが、会社を辞めてしまうと新たに動き出すのが億劫になるかもしれませんよね。ですから、まだ行動力の衰えていない現役時代のうちに探しておいたほうが見つかる可能性が高くなると思います。やりたいことを見つけて、それを週のどこかに組み入れるなどしておけば、退職後もスムーズに継続することができるのではないでしょうか。

田原 現役時代にやりたいことを見つけられないまま定年を迎えてしまい、家から出るのも億劫になってしまった人は、どうやって自律神経を刺激すればいいんだろう。

小林 日常生活の中で簡単にできる方法のひとつとして、僕がおすすめするのは毎日鏡を見ることです。

田原 鏡を見る？

小林 そうです。自分の姿を鏡に映して見るというのは、実は自律神経を整えるためにとても大切なことなんですよ。というのは、退職後、とくに出かけるあてもなく、一日中家にいると洋服選びがいい加減になりますよね。うっかりするとパジャマのまま一日を過ごしてしまうという人もいるかもしれません。身だしなみに気を遣わない、これは「老化」の第一歩です。

田原 確かに、ヨレヨレのシャツやシミのついた上着を着ている老人はいるよね。それじゃあ、よけいに老け込んで見えてしまう。

小林 それに気づくためにも、毎日鏡を見て自分の姿を客観的にチェックすることが必要なのです。できれば1日2回は見るようにしましょう。**身だしなみが整うと気持ちが前向きになりますよね。それが自律神経にもいい影響を与えてくれます。**田原さんもテレビの収録などに臨む際、身だしなみを整えると気持ちがしゃきっとされるのではないですか。

田原 僕の場合、番組のスタイリストさんが用意してくれたものを着ているだけなんだけどね。それでも、「今日のスーツは似合っていますよ」や「そのネクタイ素敵ですね」などと褒められれば悪い気はしない。それが自律神経にもいい影響を与えているというわけだ。

小林 まさにその通りです。

噛めば噛むほど健康にメリットをもたらす

田原 高齢になるとオーラルフレイル、いわゆる口腔機能の衰えが進む。これも自律神経を乱す要因になりますか。

小林 噛む力が衰えることで食生活に支障を及ぼしたり、滑舌が悪くなったりして会話を避けるようになると、社会との関わりが減っていきます。そうしたことが原因で体調を崩したりイライラしたりすれば、当然自律神経は乱れていきます。

田原 僕も滑舌が悪いことには悩んでいる。これはどう対処すればいいんだろう。

小林 **口腔機能強化のために一番簡単にできる方法は、とにかくよく噛むことです。**とくに現代人は柔らかいものを好む傾向があり、その結果、噛む回数が少なくなります。すると、知らず知らずのうちに早食いになってしまい消化も悪くなっていきます。噛む回数を増やせば消化器への負担が少なくなるうえに、アゴを使うことで表情筋のトレーニングにもつながります。さらに脳を活性化する効果も得られますよ。

田原 食事はしっかり噛んで食べましょうといわれるように、噛むのが健康にいいことはわかっているんだけど、僕は上下ともほとんどが入れ歯で、実はこれが噛むことの邪魔をする。噛むと入れ歯が歯茎を刺激するため、かなり痛いんですよ。

小林 そういう方はいらっしゃいますよね。では、柔らかいものでいいので、無理のない範囲で、ゆっくり時間をかけて噛んでみたらどうでしょうか。たとえば、今まで20分だった食事時間を30分に延ばしてみる。そうすれば、延ばした分だけ噛む回数が増えますから。噛む回数が少ないと早食いになると言いましたが、早食いは交感神経を過剰に優位にし、副交感神経の働きを鈍らせてしまいます。副交感神経が働かなければ消化吸収が十分にできなくなり、血流にも悪影響を与えます。噛むという単純な行為が、私たちの健康を根底から支えてくれているのです。

田原　なるほど、食事時間を増やすことなら僕にもできそうだ。

小林　噛むことについてもう少し言えば、２０２３年のＷＢＣ（ワールド・ベースボール・クラシック）の試合中、ガムを噛んでいる選手を多く見かけましたよね。実はあれも自律神経のためには意味があることなんですよ。

田原　そういえばガムを噛んでいる選手が何人もいたね。ガムを噛むことにはどんな効果があるんですか。

小林　まず噛むことで脳の血流が活発になります。さらに咀嚼のリズムが副交感神経の働きを刺激し緊張をほぐしてくれます。自律神経が安定し、パフォーマンスにもいい影響を与えるのです。会議の前など、緊張する場面でガムを噛めば気持ちを落ち着かせる効果が期待できます。

田原　ガムを噛むのは単なる嗜好《しこう》ではないんだ。自律神経にとってとても大事なことなんですね。

小林　そうです。一昔前は試合中にガムを噛むのは相手方の選手に対して失礼だ、マナー違反だという声もありましたね。でも、ガムを噛むというのは、気持ちを整えるためにはとてもいい方法なんです。さらに、噛む行為は健康面でも大きなメリットがあります。

田原 自律神経を整える以外の効果もあるんですか。

小林 はい、噛むことで「ＩｇＡ（免疫グロブリンＡ）」という体内の免疫物質が増加することがわかっています。

田原 ＩｇＡとは聞き慣れない言葉だが。

小林 ＩｇＡは唾液などの粘膜に含まれ、体内の異物を排除する働きをします。つまり、我々の体内に入った細菌やウイルスを撃退する働きがあるんですよ。ところが、噛む回数が減ると、このＩｇＡが減少し、感染しやすくなってしまう。ですから、噛むことで唾液を多く分泌させ、ＩｇＡを増やすことは感染予防のためにも大事なことなのです。疲れやすい人はＩｇＡの分泌量が低いというデータもあります。

田原 噛む回数が少ないと疲れやすくなるんだ。

小林 そうです。**よく噛めば口輪筋が鍛えられるうえに、気持ちを落ち着かせた**

りパフォーマンスをアップさせたり、さらに感染を予防したりして、疲れにくい体を作ってくれます。噛むことは一石二鳥どころか、一石四鳥くらいの効果があるんですよ。

マスク生活でよだれを垂らす人が増えた

田原 滑舌を鍛えるためにはガムを噛む以外に、たとえば唇を上下に動かすとか、口の中で舌をぐるぐる回すとか、そういう運動も効果はありますか?

小林 はい。むしろ口輪筋を鍛えるために積極的にやっていただきたいですね。なぜなら、コロナ禍で口輪筋の衰えた人が大勢いるからです。コロナ禍の二次被害を大別すると3つあると考えられます。まず、外出自粛で病院に行かなくなったことでがんの早期発見が遅れたり治療中の持病が悪化したりしたこと。次に、運動不足から転倒し大ケガをする高齢者が増えたこと。

そしてメンタルを崩してしまう、いわゆるコロナうつと呼ばれる人が増えたことです。加えて私が大きな問題だと考えるのは、マスク生活で口を動かさなかったことで、口輪筋の働きが衰えたことです。その結果、よだれを垂らす人が増えたんですよ。

田原 何？　よだれ？

小林 はい。高齢になりよだれを垂らすようになるのは、さほど珍しいことではありませんが、20代の若者の中にも食事の際、よだれを垂らす人が増えているというのです。つまり高齢者にかぎらず、口の周りの筋肉が衰えているわけです。さらに、カラオケで歌おうとしても声が出ないというんですよ。これは問題だと思いませんか。

田原 若い連中もカラオケで声が出ないんだ。

小林 何しろ約3年間、話してはいけないと言われ、声を出すことすらできなかったわけですから。会話を禁止されたらコミュニケーションをとることもできませんよね。これがオキシトシンという物質に悪影響を与えてしまいました。

田原　オキシトシン、聞き慣れない名前ですが。

小林　脳の視床下部から分泌されるホルモンで、主に女性の妊娠や出産、授乳時に分泌量が増えることから「愛情ホルモン」や「幸せホルモン」とも呼ばれます。最近では母子関係にかぎらず恋人や友人など他人同士のスキンシップによっても分泌が増えると考えられています。**オキシトシンが減少すると気力がわかず元気も出なくなり、腸の働きも停滞するため自律神経も乱れてしまうのです。**

田原　それは大変だ。どうすればオキシトシンを増やすことができるんですか。

小林　オキシトシンはスキンシップで分泌が促されます。直接肌が触れ合わなくても、見つめ合ったり会話を楽しみながら食事をしたりするだけでも効果があります。ほかにもきれいな景色を見たり好きな音楽を聴いたりして、自分にとって心地いいと思える時間を持つことでも分泌されます。つまり、ワクワクする時間を持つことが大事というわけです。

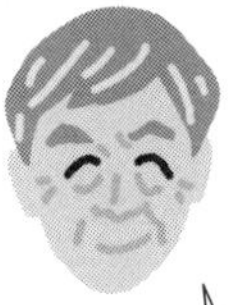

90歳近くになっても仕事ができるのは、本当にありがたい

ご自身に限界を作らず挑戦し続ける姿は、励みになります

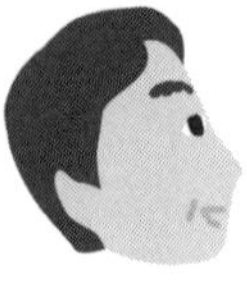

自律神経のためには多少のストレスも受け入れる

田原　コロナ禍の約3年間、外出自粛をはじめ、我々は不自由な生活を強いられてきました。学校も会社もオンラインになってしまった。これもコミュニケーションが減ったことの大きな原因だね。

小林　私も大学の講義をオンラインで行っていた時期がありました。確かにオンラインは便利ですよね。慣れてしまうと、わざわざ出かけていくのは面倒で効率が悪いと感じてしまうかもしれませんが、そうじゃありません。面倒で効率の悪いことも、実は自律神経にとって必要なのです。

田原 面倒なことをしたら、ストレスが溜まりそうだけど。

小林 確かに混んだ電車に乗るのはストレスかもしれませんが、車内で空いた席を探したり周囲の人を観察したりするのはいい刺激になるんですよ。刺激のない生活ほど人間を退化させるものはないと私は思っています。それに季節の移り変わりを感じながら駅まで歩くというのも、自律神経にいい効果を与えてくれます。

田原 つまり考えようによっては、満員電車も自律神経にとっていい刺激になるというわけだ。

小林 そうです。自律神経を安定させるためには多少のストレスは必要なのです。自律神経とストレスの関係を腸内環境に置き換えてみましょう。私たちの腸内には「善玉菌」「悪玉菌」「日和見菌」という3つの腸内細菌が存在し、そのバランスが2：1：7のとき腸内環境が最も整います。日和見菌というのは、勢力が強いほうの働きをサポートするため、善玉菌が少し多い状態がいいわけです。じゃあ悪玉菌は不要じゃないか、善玉菌が3割のほうがいいじゃないかと思われるかもしれませんが、そうではありません。悪玉菌という刺激があって初めて善玉菌が活性化します。

田原 悪玉菌が反対勢力というわけだ。つまり政治と一緒だね。野党がダメだと与党までダメになる。

小林 そういうことです。刺激がなくなれば感動もワクワクも生まれませんよね。今、スポーツイベントやコンサートなどの開催制限が緩和され、多くの人がライブの楽しみを味わえるようになって本当によかったと思います。確かにオンライン会議ツールのZｏｏｍは手軽で便利ですが、ライブの刺激にはやはり敵《かな》いませんから。

田原 **ジャーナリストとして僕が何より大事にしているのは、オンラインではなく、フェイス・トゥ・フェイスで直接会うこと。**要するに、唾がかかる範囲にいないとコミュニケーションは成り立たないと思うんです。

小林 私もそれには同感です。ですから私はＺｏｏｍでの取材は全部お断りしています。なぜかというと、Ｚｏｏｍの取材はいい加減になることに気づいたからです。パソコンに向かって「そうですね」なんて返事をしながら、相手から見えないところでほかの仕事をしていたこともありました。これではいい取材にならないと思い、コロナ禍でもすべて対面取材に切り替えました。

「誰も信じない」と言い聞かせ覚悟を決める

田原 自律神経のためにストレスも必要とは知らなかった。ストレスといえば、人間関係のいざこざを思い浮かべる人が多いと思うが、何か対処法はあるんですか。

小林　他人は変えることができませんから、自分を変えるしか方法はありません。

田原　でも、自分を変えるのは簡単じゃないよね。

小林　対人関係において私が大事にしているのが“Don't believe anybody.”（誰も信用しない）というものです。一見、冷たく思えるかもしれませんが、**信用しないということは、すべて自分の責任であるという覚悟の表れでもあるのです。**たとえば、部下を信頼して仕事を任せたとします。でも、部下がこちらの思ったような成果を上げられないこともありますよね。そこで、この程度しかできないのか、といちいち腹を立てていたら無用なストレスが溜まり自律神経が乱れてしまいます。だから、誰がどんなミスをおかしても、それは任せた自分の責任と捉えています。

田原　そうか。部下を育てようとして、あえて仕事を振って教えようとしないほうがいいんだ。

小林　そうです。優秀な人間は黙っていても自分で育っていきますから。

田原　無理に育てようとしても、かえって甘えてしまうよね。

小林　おっしゃる通りです。厳しく接して育てようとしても本人のためになりませんし、誰かに引っ張り上げてもらわないと育たないという悪循環に陥ってしまうと思います。

田原　今の話を聞いていると、小林先生は相当なストレスがありそうだね。

小林　あるなんてものじゃないですよ（笑）。ただ、あるときからどんなトラブルが起きてもあがいていても仕方ない、すべては天命だと思うようになりました。天が必要だと思えば出番はあるけれど、必要でないと判断すれば自分には声はかからない。最終的には天が決めると。だから、無用なジェラシーやプライドを持たず、やるべきことをやれば、あとは自然な流れができると思っています。

田原　つまり、小林先生は自然体で生きてるわけだ。

小林　そうですね。そうしないと自分はこれだけやったんだから、もっと評価をされるべきだろうという考えに囚われて、ジェラシーの塊のようになってしまいますから。無用な怒りを生まないためにも、"Don't believe anybody."

が大切なのです。

高齢者こそ前例を打ち破るべし

田原　僕は2023年4月で89歳になりましたが、ありがたいことに今も現役で仕事を続けています。この年齢でも現役でいられる最大の理由は、遠慮せず何でも口にしているからではないかと思っています。たとえば「朝まで生テレビ!」でパネリストが専門用語を使って論破しようとしたら、難しい話をされてもわからない、もっとわかりやすく言ってくれと平気で言えるんですよ。

小林　専門家がわかりやすい言葉で説明するのは、案外難しいんですよね。

田原　そう。すぐに専門用語を使う。それじゃあわからないと僕が言うと、逆に専門家が喜ぶんだよ。そういうことを言ってくれるのは、あなたしかいないと。実はみんなわからないのに、わかったふりをしているんだよね。

小林　これからは高齢者だからわからなくてもいい、高齢者だからこれはできないだろうという既成概念を打ち破らないといけない時代になってくると思います。

田原　何しろ寿命がどんどん延びているからね。つまり、年金を受け取る側の人口がどんどん増えていくわけだ。今は原則として65歳になれば年金が受給されるけど、いずれ75歳以上になるんじゃないかと僕は思う。**超高齢社会を支えるためには、今の働き方を根底から覆すような改革をしないとどうしようもなくなる**んじゃないだろうか。

小林　おっしゃる通りです。今、シニアの就活が話題になっていますね。高齢だからという理由で断られることが多いらしいんですが、100％こなすことは難しくても、60％ならできるという人は多いと思います。それが30％になってしまったら厳しいかもしれませんが、60％の能力があれば仕事として十分成立するのではないでしょうか。

田原　僕も年々、滑舌が悪くなっていることは感じています。番組のプロデューサーからも、それから視聴者からも、「滑舌が悪くて何を言ってるかわからない」なんて辛辣な声も届く。つまり100％からどんどん遠ざかっています。

小林　でも、田原さんはご自身に限界を設けず、常に新しいことにチャレンジされていらっしゃる。90歳を目前にした田原さんが現役で仕事をされていることが、これから続く人たちの励みになるし、前例になるはずだと僕は思っています。

歩いた分だけ体力はついてくる

田原　先生は体の衰えを感じることはないの？

小林　思い切り感じていますよ（笑）。でも、年齢を重ねれば体は衰えていくものなので、その分鍛えようと思っています。40代のときのゴルフの練習では100球くらいしか打っていませんでしたが、60歳を過ぎた今、500球打っていますから。

田原　すごいね。

小林　頑張れば打てるようになるんです。だから、自分で自分に限界を作らないということが大事だと思います。年をとったからゴルフの飛距離が出ないとか、年をとったからできないことが増えるとか、そんな考えを持ってはいけないんです。

田原　年をとったからやることを減らすのではなく、むしろ増やす?

小林　そうです。**体力というのは何もしなければ低下していきますが、鍛えれば必ず応えてくれます。**たとえば、いつもより歩く距離を延ばしたり、意識して階段を上がるようにしたりするだけでも体力はつきますよ。

田原　僕はよく取材に行きますが、出かけた先でエレベーターに乗ろうとすると、娘が階段で行けと言う。普段の生活では階段を上るチャンスがないので、外に出たときは積極的に階段を使うようにしろというわけで、今はそれに従っています。娘の知り合いに、3階建ての家に一人暮らしをされている90代の方がいて、一日中階段を上がったり下りたりしているから足腰が鍛えられ、ものすごく元気だという話を聞いたんですよ。だから僕もそれを真似しようと思った。

小林 それはいいことですね。さきほどの噛むこともそうですが、自分でルールを決めて、それを守ろうと心がけると生活の中に目標ができます。それが刺激になり、自律神経にもいい効果をもたらします。

3行日記で脳と心を整える

小林 足腰を鍛えることと同時に脳も使い活性化させていきましょう。実は最近、中学校の入試問題を解いてみようかと考えているんですよ。解けないかもしれませんが、とにかく頭を使うことをやってみたくなりまして。

田原 それは面白い。

小林 それと心を整える方法として私が実践しているのが、日記を書くことです。「3行日記」と呼んでいますが、一日で一番悪かったこと、一番良かったこと、明日の目標をそれぞれ1行ずつ書きます。**一日の終わりにこの日記を書いてその日を振り返ることで、生きていることの価値を再確認できますし、翌日へのモチベーションを上げる訓練になるのです。**

田原 パソコンで打つんですか？

小林 いいえ、手書きです。自分の手で書かないと記憶に残らないんですよ。もう30年以上続けていますよ。

田原 書くことのトレーニングにもなるね。

小林 そうです。そして、1行ずつ書くことが長く続けるポイントです。長々と書いていたら途中で面倒になってしまいますから。たとえば今日だったら、田原さんとの対談が一番良いことなので、「対談をした」と書くんですよ。

一番悪かったのは、お昼にパンを買おうと思ったのに忘れてしまってひもじい思いをしたこと（笑）。明日の目標は、まだ決めていませんが、たとえば朝1時間早く起きて歩いてみようとか、美術館に行ってみようとか、一日の終わりになって、翌日やってみたいと思ったことを書きます。実際に文字にすると意欲がわいてくるじゃないですか。

田原 僕はね、一日に少なくとも3、4人には直接会って話をする、これを毎日実行しています。僕にとって誰かと会って話をすることは何より刺激になるし、人に会うためには、出かけなければいけないので歩きますよね。つまり足と脳を同時に使っているということです。

小林 田原さんの年代で、ジャーナリストとして第一線で活躍されている方はおそらくほかにいらっしゃらない。そうした難しいことを今も変わらず実践されているということは、きっと田原さんはモチベーションを保つ方法を自然と身につけていらっしゃるんですね。おそらく自律神経も整えられているはずです。

高齢者はわがままでいい

田原 さっきも言ったように、僕がテレビに出演していることに対しては、いろいろな声が寄せられる。「もう年だから引っ込むべき」という意見も少なくない。年寄りは出しゃばるな、行動を控えるべきだという世間の風潮については、どう思いますか。

小林 僕はまったく逆の意見です。**高齢者だから控えるのではなく、むしろ、ある程度わがままになってガンガン表に出て行っていいと思います。**わがままというのは、モチベーションにつながるんですよ。

田原 わがままがモチベーションなんだ。

小林 そうです。わがままになるというのは、自分の欲望に正直に向かっているということですから。自分で自分に刺激も与えることにつながりますので、どんどんわがままになったほうがいいんですよ。

田原 そうか、遠慮しているとストレスだけが溜まっていくんだ。つまり、自律神経が乱れて健康にはよくないわけだね。

小林 おっしゃる通りです。年をとったら優等生でいる必要はありません。言いたいことも言わず、おとなしくしていたら気持ちが沈んでいく一方ですから。むやみやたらと感情的になる必要はありませんが、たまには大声を出して自分の意見を主張してもいいのではないでしょうか。

田原 でも、あまりわがままが過ぎると家族とうまくいかなくなっちゃうよね。

小林 そこは大事なところです。わがままが過ぎて家族とうまくいかなくなるというのは非常によくないストレスで、副交感神経はどんどん下がっていきます。交感神経は20代も70代もそれほど変わりませんが、副交感神経の働きは年齢とともにどんどん落ちていく。その結果、血流も滞りがちになります。高齢になると、脳梗塞や心筋梗塞を発症する人が増えるのはそういう理由からです。**家族だから何を言ってもいいというわけではなく、相手**

が家族だからこそ思いやりの気持ちをもって接するべきです。

田原　定年後、家族との付き合い方がわからないという人も多いよね。家族とうまくコミュニケーションをとるにはどうすればいいんだろう。

小林　現役時代、家族のことを省みることが少なかったという人に多い悩みですね。そこでまずは、家族と一緒にできることを意識して増やしてはいかがでしょうか。定年後、夫婦ふたり暮らしになったという方も多いと思いますので、たとえば月に1回一緒に映画を観る、美術館に出かける、近所のスーパーに買い出しに行く、カフェでお茶を飲む、公園を散歩するなど、手軽にできることから提案してみてください。

田原　でも、断られてしまったら？

小林　そのときは、そういうこともあるだろうと受け止めましょう。家族にかぎらず、人間関係において私が軸にしている倫理観があります。それが、「あなた＝私ではない」という考え方です。「あなた＝私である」という考えのもとで動いていると、「自分がこれだけやったのだから、感謝するのは当然」「これだけ話したら理解してくれるはず」と思ってしまうんです。しかも相手が思った通りに動いてくれないと怒りがわいてくる。これが人間関係における一番のトラブルのもとではないでしょうか。

田原 ついつい相手に見返りを期待してしまうんだね。

小林 でも、自分と相手は受け止め方が違うから仕方ないという気持ちがあれば争いがなくなる。「あなた=私ではない」という考えを心の片隅に置いておくと、人それぞれ価値観が違うものだと思えて、怒りもスッと収まるのではないでしょうか。

田原 なるほど、そうかもしれない。

小林 ある種のあきらめです。「あきらめる」という言葉には物事を途中で放り投げてしまうというイメージがあるかもしれませんが、そうではありません。「あきらめる」は「明らめる」、つまり、物事を明らかにするという意味に通じるのです。自分と相手は違うということが「明らか」になれば、むやみに腹を立てることはなくなるのではないでしょうか。むしろ期待しない分、思いがけず相手が何かしてくれたときは感動も大きくなるというわけです。

田原　「あなた＝私ではない」という考え方は家族間でも必要だ。

小林　そうです。「あなた＝私ではない」という考えのもと、思いやりの気持ちをもって相手に接すれば、その分幸せホルモンであるオキシトシンが分泌されますよ。

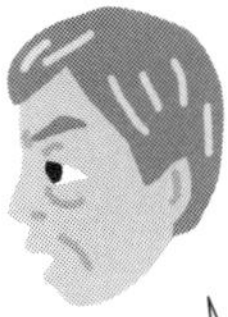

相性のいいかかりつけ医を
見つけるのは難しい

患者を勇気づけることができる、
それがいい医師の条件です

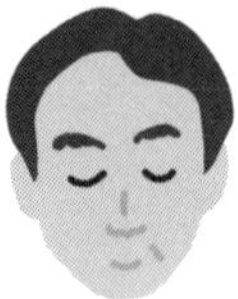

人とともに生きたいと願い医療の道へ

田原　先生はどうして医師になろうと思ったんですか。

小林　高校3年のときに母が亡くなり、それがきっかけのひとつではありますが、子どもの頃から科学や人体に興味があり、医療にも関心を持っていたんです。

田原　なんで医療に関心があったんですか。

小林　人が好きだったんです。人と関わりたいという気持ちが強くて、そういう意味で一番密に関わることができるのは医師だと思ったわけです。

田原　お医者さんは基本的に人を助ける仕事ですよね。やっぱり人を助けたいと思ったわけですか。

小林　助けたいというより、ともに生きたいという思いのほうが強かったですね。

田原　ともに生きたいというのは？

小林　一緒に前に進むイメージです。**助けたいとかおこがましい気持ちはまったくなくて、困っている人や病んでいる人とともに考えながら前に進んでいきたい、**そういう気持ちが一番強かったですね。

田原　先生は順天堂大学大学院で博士課程を修了後、イギリスのロンドン大学付属英国王立小児病院外科に勤務されていますが、イギリスを研修先に選んだのは、何か理由があるんですか。

小林　ロンドンの大英博物館の近くにロンドン大学付属英国王立小児病院、別名

「グレートオーモンドストリート病院」というイギリス最古の小児科専門病院があるんですが、そこで学びたかったというのが一番の理由です。

田原 いざ行ってみてどうでしたか。

小林 想像以上に過酷でした。ロンドンのヒースロー空港に到着したその足で病院に行ったら、いきなり当直用の電話を渡されて、「お前は今日オンコール（編集部註：緊急事態が発生したときに迅速な対応ができるよう待機する勤務形態のこと）だから、救急外来にすぐ行け」と言われましたから。スーツケースを持ったままですよ。日本とイギリスでは医療システムが違うし、言葉だって満足にわからない状態で、いきなり勤務させられました。

田原 それはすごい。

小林 とにかくハードな毎日でした。それで私が「毎日つらくて暗いなあ」なんて言っていたら、マレーシアンチャイニーズの同僚が、「闇深ければ、暁近し」という言葉を絵葉書に書いて渡してくれたんです。それも拙い漢字で。この言葉がものすごく心に沁《し》みました。闇が深いと聞くと真っ暗闇なイメージがありますよね。でも、どん底のつらい時期であればあるほど、希望が見えてくる瞬間が近いという意味がこの言葉には込められているのです。それでもう少し頑張ろうと思えて、3年半の研修をなんとか乗り越えることができました。この言葉は今も私の支えになっています。

イギリスで学んだ時代に即した医療体制

田原 いろんな苦労があったんだ。

小林 イギリスでの研修医時代、もちろん勤務もハードでしたが、それに加えいろいろな差別に遭いました。英語もできない日本人が何しに来たんだ、みたいな空気がありましたしね。当時、僕を含め5人の研修医がいたんですが、ナースが僕にだけお茶を出さないんですよ。

田原 それはひどい。

小林　でも、その状況が一気に変わった出来事がありまして。ある朝のカンファレンス（会議）で教授が1枚のX線写真を私たち研修医の前に差し出したんです。私はそれを見た瞬間、「ヒルシュスプルング病」という特殊な腸の疾患であるとわかったんですが、ほかの4人はわからない。ナースもたくさんいる中で、その教授が「お前わかるか？」と私に聞いたので、「それはヒルシュスプルング病で、次に必要なのは組織検査だ」と答えたら、次の日からナースが私にもお茶を出すようになりました（笑）。

田原　そこで認められたわけだね。しかし、その差別はひどい。

小林　ただ、学ぶべきことも多かったですね。たとえば、こんなことがありました。私が担当している中に重症の患者がいたんです。週末の金曜日の午後、その患者の回診に行ったら家族がいて、私にこう聞いてきたんです。「ドクター、週末はオンコールなのか」と。オンコールじゃないと答えたら、“Have a nice weekend.”と言うんですよ。つまり、勤務がないなら、週末は自分の時間を楽しんでくれというわけです。日本の病院ではありえないやり取りですよね。

田原 重症の患者を放っておいて医者が遊びに行くなんて、けしからんと。

小林 万が一、容態が急変したりしたら担当医はどこに行ったんだと大騒ぎになりますよ。でもイギリスではそれはない。イギリスの病院ではひと月の勤務日の半分は当直で、残りの半分は夕方5時からは完全にオフでした。午後5時以降、何かあれば当直の医師がすべてカバーしてくれるんです。患者も家族もそれを理解しているので、担当医が休みでも文句を言うようなことはありません。だから、本当の意味での働き方改革ができるのだと思います。患者は担当医がひとりで診るべきという感覚でいると、なかなか改革はできません。よりよい医療を提供できるよう、日本の医療現場ももっと変化していくべきだと思います。

定年退職は節目だがゴールではない

田原 先生は今おいくつですか？

小林 63歳です。

田原 ということは、数年後には定年退職を迎えるわけだ。

小林 大学教授の定年は65歳なので、あと2年ですね。退職する日、教授室はまっさらな机がひとつあるだけという状態にしようと思っています。定年を迎える65歳の3月31日までガンガン働いて、4月1日にすぐ次の仕事に移れるように準備するつもりです。

田原 定年後は何をされる予定ですか？

小林 妻が営んでいるクリニックでの診療を続けます。朝からクリニックに勤務して、取材などの依頼があれば、その都度受けていこうと思っています。

定年退職の日に皆にお祝いしてもらって感傷に浸るようなことはしません。定年退職はあくまでも通過点ですから。

田原 定年退職は通過点、そう思えるのが先生のすごいところだ。でも多くの人は定年で終わってしまうんですよね。しかも、会社を辞めると完全に孤独になる。

小林 定年をゴールと思って突っ走っていたら、辞めたとたん、何もすることがなくなり、どうしたらいいかわからなくなってしまう人はいると思います。

田原 なかなか気持ちを切り替えられないんだ。

小林 定年退職は確かに節目ですが、ゴールではありません。たとえば退職する5年くらい前から、定年後、何をするのか決めておけば、5年間はそのための準備ができますよね。**次のスタートを切ることを意識して過ごせれば、定年退職をひとつの通過点として捉えることができます。**気づいたら過ぎていた、ということになるのではないでしょうか。

田原 通過点という考え方はいいね。

小林　同様に元旦もひとつの通過点です。だから、12月31日は大学に泊まって、そこで1月1日の朝を迎えるということを続けています。

田原　僕が1月2日に体調を崩したことがあって、順天堂医院に行ったら小林先生がいらして、すごくホッとしたことがあった。先生がお正月に病院にいることに、すごくびっくりしましたよ。

小林　なぜかというと年末に休んでしまうと、1月1日に思い切りエンジンがかからないんですよ。だから常に病院にいます。

医師と患者のあるべき関係とは

田原　僕は自分の体のことは小林先生にすべて任せている。どんなに体調が悪くても、病院で先生の顔を見ると8割くらい治った気持ちになるね。

小林　どんな患者さんに対しても同じですが、100%治せるかどうかは治療を始めてみないとわからない。ただ、今より少しでもいい方向に進めてあげたい、そのために自分は何ができるかということだけを考えていれば、結果もついてくるのではないかという感じはしています。

田原 僕はいい方向に進むことができたわけだ。

小林 やや非科学的な話になりますが、誰にでも運と相性というものがあると思います。「病は気から」という言葉がありますが、実はこれはとても真理をついた言葉で、医師との相性がいいかどうかで、治療の結果が左右されたりすることは確かにあります。人間の体には、私たち医師でも解明できない、科学では説明がつかないことがまだまだあるんですよ。

田原 先生はいい医師の条件は何だと考えますか？

小林 会ったときになんとなくホッとする、気持ちが落ち着くかどうかがポイントだと思います。そう思えた時点で医師選びの8割はクリアできていると思います。医師の前に出るとなんとなく緊張したり言いたいことが言えなかったりして、本当にこの先生でいいのかなという疑問が少しでもわくようでしたら、代えるほうがいいと思います。

田原 ただね、患者側からすると医師を代えるなんてとんでもない、と思ってしまうんですよ。どうしても医師のほうが偉いような気がして、患者がいろいろ質問したら失礼かな、薬を代えてくれなんて言っちゃいけないんじゃないかと思ってしまう。

小林 そういう気遣いは無用ですよ。僕は、治療以上にコミュニケーションが大事だと思っています。おそらくどの医師もそう考えていると思いますよ。

田原 そういえば、先生は診察のとき実によく僕の話を聞いてくれる。僕は人と話すのが好きだから、小林先生相手でも病気のこと以外に政治の話題をはじめ、いろいろな話をするけど、先生は遮《さえぎ》らずにじっくり聞いてくれるよね。同席している娘は、まるでカウンセリングを受けているみたいだと言っている。

小林 「病は気から」というように、話をすることで安心できれば自律神経が整い、免疫機能も上がってきます。ですから基本的に患者さんを勇気づけてくれる先生が一番いいのです。私も医師として、患者さんにとってつらいことを伝えざるを得ない場合があります。深刻な状態だとそのまま伝えるのは簡単です。でも、それでは患者さんが治療を頑張れなくなってしまう。**人間は希望が見えれば頑張れますから、患者さんに希望を持たせてあげることが医師の一番の役目。**患者さんを勇気づけることが何より大切なのです。医師の仕事は心が8割で、実際の治療は2割だと私は考えています。

田原　病院選びのポイントはありますか？

小林　高齢者にとって一番大事なのは通いやすいことです。どんなに優秀な医師がいる病院でも通院に時間がかかるようでは、それだけで疲れてしまいますよね。当然ストレスが溜まり自律神経も乱れていきます。ただし、近所の医院がすべての病気に対応しているわけではありませんので、専門分野は何かをきちんと確認することは必要です。また、評判がいい、知人にすすめられたからといった理由で選ぶ人もいるかもしれませんが、その評価が自分にも当てはまるかどうかはまた別の問題です。病院を紹介されたら、そこに勤務している医師の経歴や実績を調べてみることも必要ですね。

田原 これは男性に多いような気がするけど、気になる症状があってもすぐに病院に行かず、たとえばインターネットであれこれ調べたりしながら、なんとなくぐずぐずして時間が過ぎてしまうことがありますよね。

小林 調べること自体は問題ありませんが、自己判断はとても危険です。自己判断だけで終わってしまうのが一番怖い。もし同じ症状が2週間続いたら、迷わず受診すべきです。

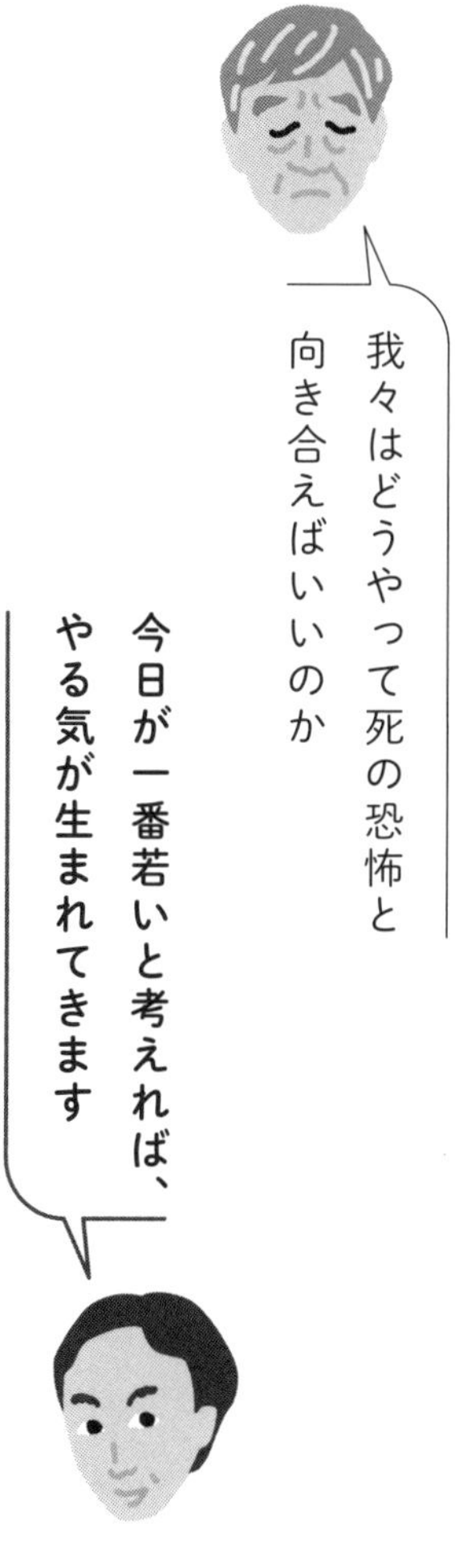
我々はどうやって死の恐怖と
向き合えばいいのか
今日が一番若いと考えれば、
やる気が生まれてきます

「死」を受け入れる覚悟を持つということ

田原　僕は今89歳なんですが、80歳を過ぎた頃から死は怖くなくなった。いつ死んでもいいと思っているんだけど、やっぱり60代、70代の頃は非常に怖かったんですよ。

小林　確かに60歳、つまり還暦を迎えたあたりから死を意識する人は増えていくような気がします。

田原 小林先生も意識しますか?

小林 この年齢になると、知人が亡くなることが増えてきますよね。そういう意味では意識せざるを得ないかもしれません。ただ、私が初めて死を意識したのは、母をすい臓がんで亡くした高校3年のときです。それまでは「死」というものは自分とは無関係な、遠い世界の出来事のように捉えていました。ところが、母というごく身近な人間が突然いなくなってしまい、悲しいとも寂しいとも違う、不思議な感情が生まれてきたことを覚えています。母がいなくなったという事実をうまく受け入れられなかったのかもしれませんね。

田原 お母様の死も、先生が医師を目指すきっかけになったんだよね。

小林 ただ、そのときは勉強する気にもなれず、生きる目的を失ってしまった心境でした。母に認めてもらうために勉強を頑張っていたようなところもありましたので。抜け殻のような状態で約2年過ごしたあと、友達の支えもあり浪人の末、順天堂大学医学部に入学したのです。もし、母の死がなければ、生きることに悩んだりせず、今とは違った人生を歩んでいたかもしれませんね。

田原 小林先生は順風満帆な人生を送ってきたと思っていましたよ。若い頃にそんな紆余曲折があったんだ。

小林 今は医師という職業柄、たくさんの方のご臨終に立ち会っていますので、「死」に対して考える機会は多いですね。よく「死の恐怖とどう向き合えばいいでしょう」と聞かれることがありますが、**恐れる理由を明確にすれば、死の恐怖から解放されるのではないかと私は考えています。**

田原 僕はもういつ死んでも怖くないけどね。

小林 田原さんのように覚悟を持てる方は少ないと思いますよ。今、日本人の平均寿命は女性が87歳、男性が81歳です。平均寿命を過ぎれば、ある程度死を受け入れることはできるかもしれませんが、もし平均寿命が100歳になれば、80歳はまだまだ若い。死ぬことが怖くなるのではないでしょうか。

とはいえ、誰も死から逃れることはできません。だから、その死をどうやって受け入れるかという準備と覚悟が必要だと思っています。

終活はゴールを目指すものではない

田原　死ぬのが怖いという人は、何を恐れているんだろう。

小林　そうですね、まず家族をはじめ大切な人たちと別れることがつらい。そして、自分がいなくなったあと、その大切な人たちが困らないかが心配、そうした不安が死の恐怖へとつながっているのではないかと思います。

田原　つまり、その不安を解消できれば死の恐怖はなくなると。

小林　自分に万が一のことが起きても、残された人たちが困らないよう必要最低限のことは伝えておくべきではないでしょうか。私が必要だと感じるのは、主に経済的なことです。それだけは家族にしっかり伝えてあります。懸案事項を解消すれば、不安が消えて気持ちが楽になり、自律神経も整ってくる。そうしないと、いつも何かをやり残したような気持ちのまま過ごすことになってしまいます。実は、迷いや不安が自律神経にとって一番よくないものなのです。

田原 いわゆる「終活」といわれるものだね。自分が死んだあとのことを考えるなんて縁起でもないと思う人もいるかもしれないけど、残された家族が困らないためにも必要なことなんですね。

小林 家族のためもありますが、むしろ自分が新しいスタートを切るために必要です。もし、お墓や葬儀のこと、あるいは自分が寝たきりになったらどうしてほしいなど、すべて伝えておかないと不安という人は、そうされるべきですし、私のように必要最低限の情報だけ共有していれば十分という人はそれでいいでしょう。人によって懸案事項は違うはずなので、それぞれのご判断で行えばいいと思っています。終活が重荷になったり、膨大な時間をとられたりしては本末転倒ですからね。ただ覚えておいていただきたいのは、**終活は決して「死」というゴールに向かうためのものではなく、そこに至るまでの人生をスタートさせるために行うということです。**「死」に対する心配事をクリアしたら、あとは自分がワクワクできることだけを考えていけばいいわけです。

田原　僕は自分が死んだあとのことは何も考えていないけど、財産分与に関しては決めています。僕には娘が3人いるので、遺産はきっちり三等分にして分配してほしいと公認会計士にお願いし、あとは遺品整理も葬儀も全部、娘たちの好きにやってくれればいいと伝えてあります。財産分与のことさえ決めておけば、僕はもうそれで十分。だから今は、自分の好きな仕事のことだけ考えていられるのです。

「今日が一番若い」ということを忘れない

小林　終活にはいろいろなやり方があると言いましたが、僕には印象に残っている動画があります。がんで余命宣告された在宅ホスピスクリニックの院長が自分の葬儀で流すために撮った動画メッセージをＹｏｕＴｕｂｅで見たのです。おそらく体調がいいときに撮影されたのだと思いますが、自分が先に天国に行って、いいお店やいい酒を探しておきますと、明るく語っていらっしゃるんですよ。

田原　それは貴重なメッセージだ。

小林　医師は自分の患者だけを診ればいいわけではなく、今苦しんでいるたくさんの人を勇気づける役目を担っていると思います。あの動画メッセージは、同じ病気で苦しんでいる人に、こんなふうに明るく逝けるという希望を持たせてあげることができたかもしれません。１本の動画メッセージがどんな薬より効果を発揮したのではないでしょうか。終活のひとつであると同時に、究極の医療の形だと思います。

田原　死を目前にして、そこまで強くいられるのはすごい。

小林　イギリスで研修医をしていたとき驚いたことがあります。危篤の患者さんが亡くなる前、牧師さんが病室に来て祈り始めるんですよ。日本でお坊さんが危篤の患者の病室に来るなんて考えられませんよね。でも、向こうでは自然なことで、患者さん本人も家族もそれを受け入れています。宗教を持つ人にとって、死は「神のもとへ帰る」ことで、恐怖ではないのかもしれないなとそのとき思いました。でも、宗教を持たない日本人にとって、それは難しい。

田原　昔、医療がそれほど発達していなかった時代、日本でも人は宗教に頼らざるを得なかった。宗教を持つことで強くいられたんです。でも、医療はどんどん進んで、たいていの病気は治るようになった。すると人々は宗教を必要としなくなり、今に至っている。宗教を持たない我々は、何をもって死の恐怖と闘っていけばいいのでしょうか。

小林　さきほどお話しした「死」に対する懸案事項を解決するとともに、私が大事にしているのは、「今日が一番若い」という考え方です。**この先の人生**

で一番若い今日を一生懸命生きれば、何か楽しいことがきっとある。そう考えることがすごく重要なのではないかなと思っています。

田原 それはすごい、素晴らしい考え方だね。

小林 年齢を重ねると、あれもできない、これもできないと消去法で考えがちですが、今日が一番若いと思うと、今ならこれができる、あれもできるとプラスしていけます。気持ちが前向きになり、毎日が創造的になっていくはずなんです。「今日が一番若い」という気持ちを忘れなければ、いつだって青空が見えます。

田原 青空が見える？

小林 そうです。たとえば試験の合格発表で自分の名前を見つけたら、その日がたとえ曇りだろうが大雨だろうが、目の前にバラ色の世界が広がっているように見えるでしょう。それと一緒です。ところが、逆算してあと何年で死ぬんだな、死ぬのは怖いなというマイナスの考えだけに囚われていると、青空は見えません。でも、「今日が一番若い」という感覚を持つだけで気持ちは変わります。だから、言葉にはものすごい力があるのです。うまくいかないことにぶつかったときには、「今日が一番若い」、この言葉を頭に思い浮かべてください。気持ちが前向きになれますし、そうすればきっとワクワクすることが見つかるはずです。

田原　お話を聞いて、小林先生がいつも穏やかに人生を楽しんでいる秘密がわかったような気がします。僕も小林先生の生き方を参考に、90歳を過ぎてもワクワクしながら仕事をしていきます。

おわりに

小林弘幸

今回、共著者であり、私の患者でもある田原総一朗さんの疑問に答える形で、高齢者の自律神経の整え方についての本を作りました。こうして田原さんと本を出すのは、私にとって非常に名誉なことです。

田原さんとは約10年間、診察をはじめ、プライベートでの食事の機会などを通して親交を重ねてきました。今回、共著出版のために対談させていただき、改めて人生の大先輩の生き様を垣間見ることができたのは貴重な体験です。

高齢者の中には、どこがどうというわけではないが、調子が悪い、足腰がだるい、よく眠れないなど、なんとなく不調を訴える人が少なからずいらっしゃいます。

一方、田原さんの場合は、漠然と「健康になりたい」ということではなく、しっかり発言するために歯の噛み合わせを調整したい、長時間のテレビ番組の収録に耐えられるようストレッチで体を鍛えたい、人の話をよく聞くために補聴器をつけようなど、仕事をするうえでの支障をなくすという明確な目的を持って、体の機能維持に臨まれています。そこが田原さんのすごいところです。

普段、私と接するときの田原さんは非常に穏やかで優しい方ですが、仕事に対しては一切妥協することのない厳しい姿勢で臨まれています。真のプロフェッショナルだと常々感じてきましたが、今回、本書の制作をご一緒してその認識を新たにしました。そうでなければ、長年、第一線で活躍することはできないはずです。

私はこれまで自律神経の研究に携わると同時に、「腸活」と呼ばれることもある腸内環境の改善に取り組んできました。順天堂医院に日本初の便秘外来を開設し、それに関連する病の治療も行っています。

コロナ禍もあり、現代社会では多くの人が自律神経を乱していると感じます。

とくに、高齢者が受けているダメージは、はかりしれません。コロナ禍でコミュニケーションもままならず、運動能力ばかりかあらゆる身体機能が低下し、心の状態も不安定になってしまった高齢者も多いことでしょう。

そのうえ、年齢を重ねれば将来に対する不安が増していきます。病気になったらどうすればいいのか、経済的に困ることになりはしないか、自分や配偶者が寝たきり、あるいは認知症になったら……と考え出したらキリがありませんし、そう考え始めたとたんに自律神経は乱れていきます。その状態が長く続けば、自律神経失調症を引き起こし、心身に悪影響を与えてしまう、まさに「病は気から」という言葉通りのことが起こります。

人生100年時代を迎える今、私たちが考えなければならないのは、この超高齢社会をどう生き抜くかということです。年齢を重ねても、やりたいことができて、自分らしく楽しくワクワクしながら生きていくにはどうすればいいか。100%の力を発揮できなくても、高齢者にもできることはたくさんあります。それこそが、まさに田原さんが私たちに身をもって教えてくれていることではないでしょうか。

本書のタイトルにもある「元気に長生き」を叶えるためには、自律神経を整えることが何より大切です。高齢者こそ自律神経を意識してほしいと私がお伝えするのは、年齢とともにその機能が衰えていくからです。衰えるままにしていたら、できることはどんどん減ってしまいます。ですが、日常生活の中で少しずつ意識を変えて、行動を工夫すれば、自律神経の衰えを回復させることが可能です。それは医師として長年、自律神経を研究してきた私の実感です。

本書をお読みいただいた皆さんは、どのような感想を抱かれたでしょうか。自律神経という言葉にあまり馴染みのない方もいらしたかもしれませんが、この本で繰り返し述べてきたように、内臓機能はもちろん、精神的なバランスも司っているのが自律神経なのです。うまくいかないことがあって、イライラしたり、気分が塞いだりしても、自律神経を整えれば気分が上向きになると知っていれば、気持ちも楽になり、新たな意欲もわいてくる。自律神経が持つそんな効用を広く伝えたいとの思いで、この本を書きました。手に取ってくださった高齢読者の皆さんとその思いを共有できれば幸いです。最後までお読みいただき、ありがとうございました。

本書を完成させるにあたり、多くの方々にサポートしていただきました。まず、順天堂医院の便秘外来のスタッフの皆様、尊敬する医師であり家族でもある小林メディカルクリニック東京の院長、小林暁子先生とスタッフの皆様。そして、本書を一緒に作り上げてくださった田原総一朗様、田原様を私にご紹介くださった鳳蘭様、最後に毎日新聞出版の編集者の峯晴子様に深く感謝申し上げます。

2023年9月

イラストレーション　右近 茜
ブックデザイン・図表　鈴木成一デザイン室
編集協力　阿部えり
写真　髙橋勝視（毎日新聞出版）
ＤＴＰ　センターメディア

田原総一朗（たはら・そういちろう）

ジャーナリスト。1934（昭和9）年、滋賀県生まれ。1960年、早稲田大学卒業後、岩波映画製作所に入社。1963年、東京12チャンネル（現・テレビ東京）に開局の準備段階から入社。1977年、フリーに。テレビ朝日系「朝まで生テレビ！」「サンデープロジェクト」でテレビジャーナリズムの新しい地平を拓く。1998年、戦後の放送ジャーナリスト1人を選ぶ城戸又一賞を受賞。早稲田大学特命教授と「大隈塾」塾頭を務めた（2017年3月まで）。「朝まで生テレビ！」（テレビ朝日系）、「激論！ クロスファイア」（BS朝日）の司会をはじめ、テレビ・ラジオの出演多数。著書に『創価学会』『脱属国論』（井上達夫氏、伊勢崎賢治氏との共著）『公明党に問う この国のゆくえ』『今こそ問う 公明党の覚悟』（ともに山口那津男氏との共著）『堂々と老いる』（いずれも毎日新聞出版）、『戦後日本政治の総括』（岩波書店）、『日本人と天皇 昭和天皇までの二千年を追う』（中央公論新社）、『日本の戦争』（小学館）ほか多数。

小林弘幸（こばやし・ひろゆき）

順天堂大学医学部教授。日本スポーツ協会公認スポーツドクター。1960（昭和35）年、埼玉県生まれ。1987年、順天堂大学医学部卒業。1992年、同大学大学院医学研究科修了。ロンドン大学付属英国王立小児病院外科、トリニティ大学付属医学研究センター、アイルランド国立小児病院外科での勤務を経て、順天堂大学小児外科講師・助教授を歴任。順天堂大学に日本初の便秘外来を開設した「腸のスペシャリスト」であり、腸と密接な関わりを持つ自律神経研究の第一人者として、プロスポーツ選手、アーティスト、文化人へのコンディショニング、パフォーマンス向上指導に関わる。著書に『結局、自律神経がすべて解決してくれる』『医者が考案した「長生きみそ汁」』（いずれもアスコム）、『リセットの習慣』（日経ビジネス人文庫）、『医者が教える 心と体が本当にととのう サウナ習慣』（Gakken）ほか多数。メディア出演多数。

元《げん》気《き》に長《なが》生《い》き

自律神経《じりつしんけい》の名医《めいい》が教《おし》える生活習慣《せいかつしゅうかん》

印刷　2023年10月20日
発行　2023年11月1日

著者　田原総一朗《たはらそういちろう》
小林弘幸《こばやしひろゆき》

発行人　小島明日奈
発行所　毎日新聞出版
〒102-0074　東京都千代田区九段南1-6-17　千代田会館5階
営業本部　03（6265）6941
図書編集部　03（6265）6745
印刷・製本　中央精版印刷

ISBN978-4-620-32791-4